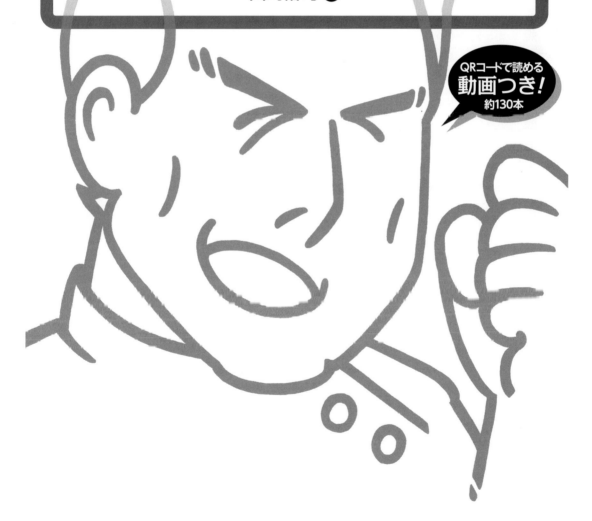

理学療法士・作業療法士 のための できる！ADL練習

山﨑裕司 編集

QRコードで読める
動画つき！
約130本

南江堂

執筆者一覧

● **編集者**

山﨑　裕司　　やまさき　ひろし　　高知リハビリテーション専門職大学 教授

● **執筆者**（執筆順）

山﨑　裕司	やまさき　ひろし	高知リハビリテーション専門職大学 教授
豊田　　輝	とよた　あきら	帝京科学大学医療科学部理学療法学科 准教授
鈴木　　誠	すずき　まこと	東京家政大学健康科学部リハビリテーション学科 教授
岡田　一馬	おかだ　かずま	松山リハビリテーション病院リハビリテーション部
大山　　匠	おおやま　たくみ	社会医療法人嵐陽会三之町病院リハビリテーション科
加藤　宗規	かとう　むねのり	了徳寺大学健康科学部理学療法学科 教授
川口　沙織	かわぐち　さおり	了徳寺大学健康科学部理学療法学科 助教
松井　　剛	まつい　ごう	茅ヶ崎リハビリテーション専門学校
中島　秀太	なかじま　しゅうた	社会医療法人協和会加納総合病院リハビリテーション科
富田　　駿	とみた　すぐる	医療法人社団千葉秀心会東船橋病院リハビリテーション科
上村　朋美	うえむら　ともみ	医療法人社団千葉秀心会東船橋病院リハビリテーション科
隆杉　亮太	たかすぎ　りょうた	訪問看護ステーションさくら
中山　直之	なかやま　なおゆき	医療法人社団明日佳白石明日佳病院リハビリテーション科
田辺　　尚	たなべ　なお	医療法人社団明日佳桜台明日佳病院リハビリテーション科
佐藤　有紗	さとう　ありさ	医療法人社団翔仁会介護老人保健施設エスポワール北広島リハビリテーション科
釣　　洋介	つり　ようすけ	医療法人社団明日佳札幌明日佳病院リハビリテーション科

序文

　じつは，これまでの日常生活動作に関する書籍には，動作練習の方法はほとんど書かれていません．書かれているのは適正な動作手順だけです．重症片麻痺や認知症の患者さんは，動作手順を説明しても，そのとおり動作することはできません．したがって，私たちは書籍から有効な動作練習の方法を得ることはできませんでした．

　本書には，だれもが実践可能で，効果的な日常生活動作練習の方法を記しました．重度の片麻痺や認知症を有した症例に対する治療内容やその効果が動画によって紹介されています．ご覧になれば，日常生活動作練習の大いなる可能性に気づくはずです．

　序章では，達人が行う動作練習の凄味を感じていただきたいと思います．困難な動作が失敗なく，効率的に学習されていきます．達人の技に共通した無誤学習の原則をご覧ください．

　Ⅰ章では，まずコペルニクス的転回を求めています．能力障害は，機能障害だけでなく，知識，技術，動機づけの問題によって影響を受けるという発想の転換です．この考え方によって，対象者の動作能力の可塑性を感じることができるようになります．ついで，達人の技を構成する技法が解説されています．これを読めば，達人の技が特別なテクニックやセンスを必要としない学習方略であることを理解いただけるでしょう．引き続く動作指導体験を熟読し，それに倣って模擬大腿義足歩行や非利き手での箸操作の動作指導を行ってみてください．困難な動作を学習させる練習過程を実体験できます．それを繰り返すことで，達人の技を身につけられることでしょう．

　Ⅱ章では，治療効果がわかりやすい，動作障害の原因を分析できる新たなADL評価方法を紹介しました．特別な機器を用いなくとも，客観的に動作能力を評価することができます．動作練習を反復するだけでは，達人の動作練習のすばらしさは理解できません．この評価方法を利用し，動作練習の有効性を体感することこそが達人への近道となります．

　Ⅲ章では，重症片麻痺，認知症の患者さんに対する具体的な介入例について紹介しました．Ⅰ章で説明した理論，介入方法がどのように活用されるのかご覧ください．きっと，患者さんの動作能力の回復具合に驚かされると思います．また，認知症でもあきらめないセラピストの姿にも注目していただきたいと思います．

　本文のほとんどは，達人セラピストと若手セラピストの対話形式となっています．これは，若手セラピストにも理解可能な文章表現を心がけることで，初学者の方にも読みやすい内容となるように配慮したものです．

　本書に掲載されている患者さんの動画はすべて，実際に患者さんが動作練習を行う様子を撮影した貴重な映像です．病院のリハビリテーション室や病室等で撮影されたため，スタジオのような撮影環境ではありませんが，リアルな練習風景を撮影することができました．撮影にご協力いただいた患者の皆様に心から感謝申し上げます．

　本書で紹介された日常生活動作練習を1人でも多くのセラピストに実践していただき，対象者の日常生活動作能力の向上に寄与できることを願っています．

2016年5月

山﨑　裕司

本文中に出てくる動画は，🔈マークの横のQRコードを読み取ってみることができます．

本書に掲載のQRコードで読み込んだ動画は，患者さまの許諾を得て，医療・教育において対象者が閲覧することのみを目的として撮影されています．したがって，それ以外の目的での閲覧を禁じるとともに，動画の一部または全部を，無断で複製，改変，頒布（無料での配布および有料での販売）することを禁止します．

目　次

序章　まずは，達人の技をみてみよう 　　　　　　　　　　　　　　　山﨑裕司　1

1. 義足歩行練習　1
2. 非利き手による箸操作練習　6
3. 重症片麻痺者の座位保持練習　8

I章　対象者にADL動作を再獲得させるには？　　11

A　なぜ，教科書に書いてある正しい動作ができないのだろう？　　山﨑裕司　11
1. これまでのADL障害の原因分析　11
2. 新たなADL障害のとらえ方　14
3. 動作障害の原因分析　23

B　ADL動作を上手に学習させる方法とは？
　　　　　　　　　　　　　　　　　　山﨑裕司　26
1. 七転び八起きのADL練習　26
2. 学習の秘訣（無誤学習）　26
3. 無誤学習過程創出の方法　31
(1) 知識の問題に対する介入方法　31
(2) 技術の問題に対する介入方法　37
　a. プロンプト・フェイディング　37
　b. 段階的な難易度設定　39
　c. 行動連鎖化　40
(3) 動機づけの問題への介入　43

C　動作指導体験　50
1. 模擬大腿義足を装着した対象者に歩行練習を指導してみよう　　豊田　輝　50
(1) 歩行練習前の義足歩行の状態　50
(2) 無誤学習過程の創出　51
　a. 義足歩行の課題分析　51
　b. 基礎練習　51
　c. 全体練習（段階的な難易度の上昇）　54
(3) 練習後の義足歩行の状態　55
2. 非利き手による箸操作を指導してみよう
　　　　　　　　　　　　　　　　　鈴木　誠　56
(1) 練習前の状態　56
(2) 無誤学習過程の創出　56
　a. 身体的ガイドの紹介　56
　b. 基礎練習過程　57
　c. フェイディングと段階的な難易度の上昇　61
(3) 練習後の状態　64

II章　原因がわかる，効果がみえる評価法　　鈴木　誠，岡田一馬，大山　匠　65

1. 課題分析表をつくろう　65
2. ADL評価表をつくろう　67
3. 一般的なADL評価法と比較してみよう　70
4. ADL評価のバリエーションを増やそう　74

III章　達人のいろいろな技をみてみよう　　81

A　重症片麻痺者の日常生活動作練習　81
1. 座位保持練習　　加藤宗規，川口沙織　81
2. 座位，立位保持練習　　加藤宗規，松井　剛　85
(1) 座位-立位保持練習　85
(2) 立位保持練習　94
3. 歩行練習　　加藤宗規，中島秀太　97
4. 寝返り練習　　加藤宗規，富田　駿　100
5. 起き上がり練習　　加藤宗規，富田　駿　106
6. 移乗練習　　加藤宗規，上村朋美　110
7. 車椅子駆動練習　　加藤宗規，隆杉亮太　116

B　認知症患者の日常生活動作練習
　　中山直之，田辺　尚，佐藤有紗，釣　洋介　120
1. 起き上がり練習　120
2. 車椅子からトイレへの移乗練習　125
3. 車椅子駆動練習　131
付録　拒否的な認知症患者への対応　136

索引　143

序章

まずは，達人の技をみてみよう

麻痺側の随意運動が不可能な重度の右片麻痺者がいます．高齢で認知症を合併しています．教科書に書いてある座位保持練習を行おうとしても，座位はまったく保持できません（図0-1，動画0-1）．この対象者を前にして，読者の皆さんはどうしますか？

動画0-1

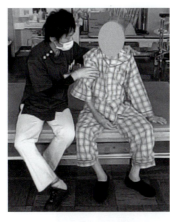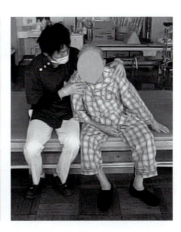

図0-1 介入前の座位保持状態
セラピストの介助がなければ座位保持は不可能．

特別な治療手技，テクニックを身につけようと思いますか？ それとも，障害が重度なので起居移動動作が自立しないのは仕方ない，と割り切りますか？

私はどちらでもありません．

重度の障害がある片麻痺者の方にも，ADLを再獲得させる理学療法，作業療法の達人は存在します．その治療は，特別なテクニックや個人のセンスに影響されるものではありません．達人の動作練習には確固とした理論があります．

達人は，その人にとってとてもできないような難しい動作を学習させていきます．そこには共通の練習過程がみて取れます．動作を分割し，スモールステップを踏みながら，失敗させることなく練習させます．そして，対象者のやる気を最大限に引き出していきます．

まずは，達人の技をご覧ください．

1　義足歩行練習

模擬大腿義足の歩行練習場面です（**動画0-2**）．練習前は，繰り返される膝折れによって独歩は不可能です（**図0-2**）．ここから練習が始まります．

動画0-2

達人のセラピストは，平行棒を両手把持させ，両下肢を平行に肩幅に広げた立位をとらせます（**図0-3**）．義足側への体重移動の練習が始まります．最初は徒手によって骨盤を誘導します（**図0-4，動画0-3**）．今度は義足側骨盤から抵抗を加え，それに拮抗して骨盤を移動するよう対象者に指示します．すると，体重移動に成功します．

動画0-3

難易度は徐々に上げられます．「左のかかとを上げてみましょう」セラピストはより積極的な体重移動を求めました．成功です（**図0-5**）．今度は左足を持ち上げることに成功しました（**図0-6，動画0-4**）．絶対に膝折れはさせません．

動画0-4

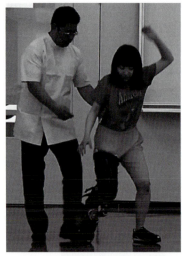
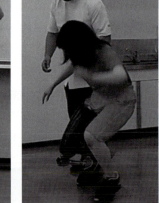

図0-2　介入前歩行中の膝折れ場面

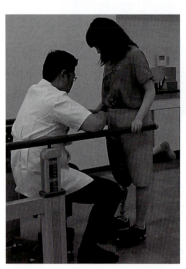
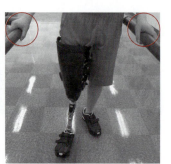

両手支持

図0-3　両下肢を肩幅に広げた立位

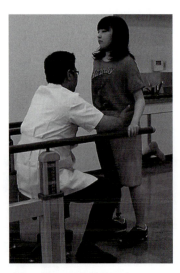
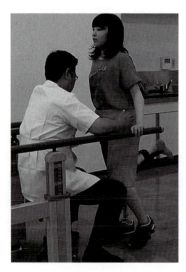
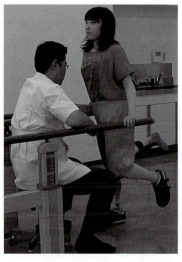

図0-4　両手把持条件における義足側への体重移動
　　　　――徒手による誘導

図0-5　両手把持条件における義足側への体重移動
　　　　――左かかとの挙上

図0-6　両手把持条件における義足側への体重移動
　　　　――左下肢の挙上

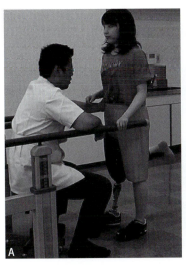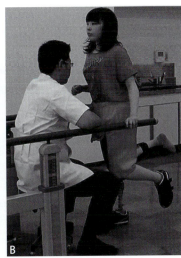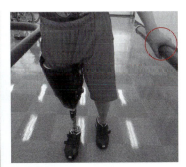

片手把持

図0-7 片手把持条件における義足側への体重移動

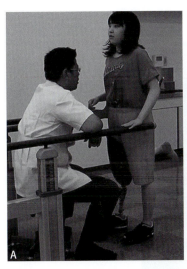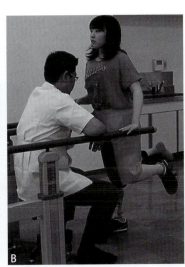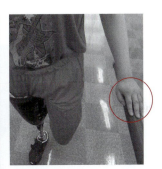

手掌支持

図0-8 片手手掌支持条件における義足側への体重移動

右手が平行棒から離れました．左手1本の支持です（図0-7A）．義足側骨盤から抵抗を加え，体重移動を促します．左足が上がりました（図0-7B）．この条件でも義足側への体重移動に成功します．次は，左手掌を平行棒の上にのせさせました．把持していないので，前後左右への重心のコントロールが難しくなります（図0-8A）．左足が上がりました（図0-8B）．膝折れはありません．さらに，左手指3本の指腹を平行棒の上にのせさせます（図0-9A）．左上肢による支持は期待できません．体重移動を行います．左足が上がりました（図0-9B）．これで，両下肢を平行においた状態での義足側への荷重練習が終了しました．

（動画0-5～0-7）

引き続いて，義足側を小さく1歩前に踏み出したステップ位での荷重練習が始まります．踵接地期から足底接地期までの練習です（図0-10）．次は足底接地期から立脚中期まで（図0-11），その次は立脚中期から踵離地期までの練習です（図0-12）．細かく分けられていた動作がつながれていきます．次は，踵離地期から遊脚初期までの練習（図0-13），遊脚初期から踵接地期までの練習（図0-14）です．最終的に，これらの行動要素はつながれていきます．

約30分間の練習中，膝折れは一度もありません．失敗させていないのです．練習後の模擬大腿義足歩行をみてみましょう（動画0-8）．きれいな歩容です．これぞ達人の動作練習です．

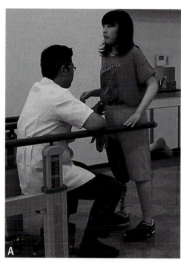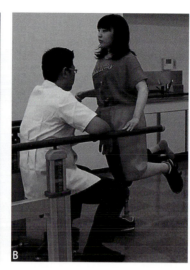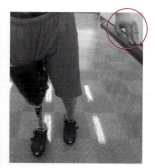

指腹支持

図0-9　片手指腹支持条件における義足側への体重移動

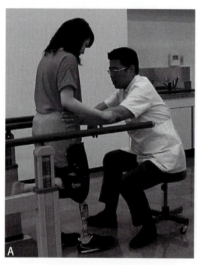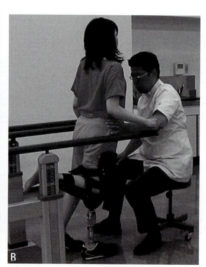

図0-10　踵接地期〜足底接地期の練習

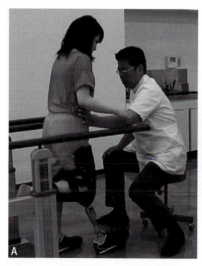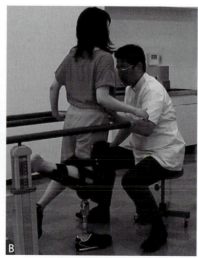

図0-11　足底接地期〜立脚中期の練習

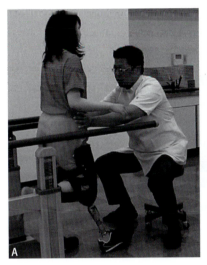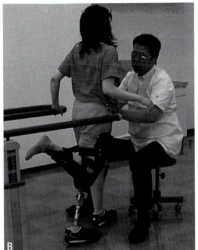

図0-12　踵接地期～踵離地期の練習

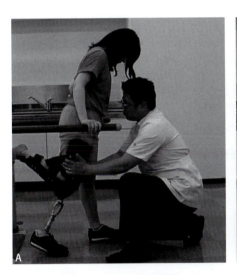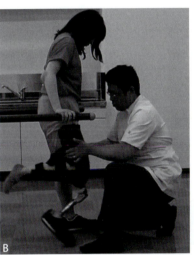

図0-13　踵離地期～遊脚初期の練習

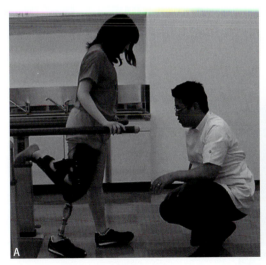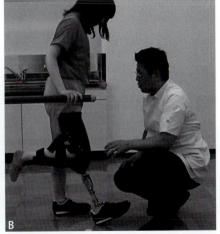

図0-14　遊脚初期～踵接地期の練習

2 非利き手による箸操作練習

非利き手である左手の箸操作練習です．

当初，左手での正しい箸操作はまったくできていません（**動画0-9**）．

ここから，達人のセラピストは失敗させない練習過程を組み立てていきます．箸の操作の課題分析，運動学的分析を行い，難しい動作（運動）について2つのガイドを準備します．第4指末梢の滑り止めテープと，第4・5指の屈曲位保持プレートです（**図0-15**，**図0-16**）．滑り止めテープによって，第4指背側での下側の箸の固定を確実に行います（**図0-15**）．屈曲位保持プレートによって，第4・5指MP関節を適切な屈曲角度に保持しやすくなります（**図0-16**）．また，このプレートを挟み込んで固定するため，第1指と第5指の対立運動が強調されます．これらによって下側の箸が安定します（**図0-16**，**動画0-10**）．

次は，上側の箸の操作方法です．鉛筆を持つように左手で箸を把持させます．第2指DIP関節の屈曲によって箸先を閉じ，第3指DIP関節の伸展によって箸先を開きます（**図0-17**，**動画0-11**）．下側の箸を持たない状態でこの運動を確実に行えるようにします．

さて，上下の箸を持っての操作練習が始まります．緊張が高まると，左手第4・5指MP関節が伸展してきます．セラピストはこれを徒手的にブロックするとともに，対象者の手を包み込むようにして把持し，第1指と第5指の対立運動を補助しています（**図0-18**）．

最初の対象物はスポンジ角です．セラピストは徒手によって箸先を目標物まで誘導します（**図0-19**）．「箸先を開いて，つかんで」スポンジつかみに成功します（**図0-19**）．2個目が成功したとき，「いいですよ」と強化刺激が与えられています．まったく失敗はありません（**動画0-12**）．

この後，反復練習が行われます．動作に習熟すると，準備された手がかり刺激は徐々に減らされていきます．まず，セラピストの徒手によるガイドが外されます（**図0-20**）．ついで，屈曲位

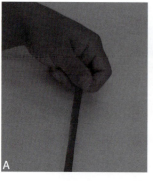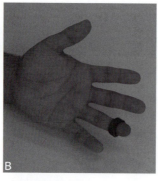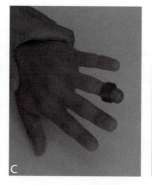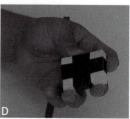

図0-15 滑り止めテープ，屈曲位保持プレート

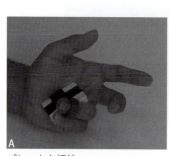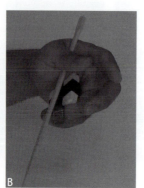

A プレートを把持　　B 下側の箸を固定

図0-16 滑り止めテープと屈曲位保持プレートの装着

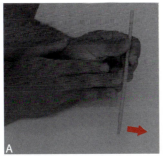 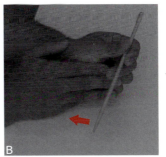

箸先の開き　　　　　　　　　箸先の閉じ

図0-17　上側の箸の操作方法

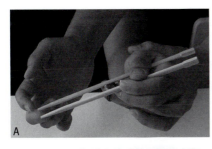 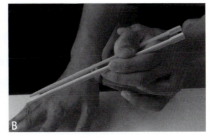

図0-18　セラピストによる徒手的ガイド
左手第4・5指MP関節の伸展をブロックするとともに，対立運動を補助している．

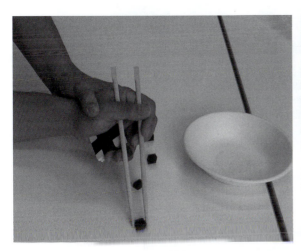 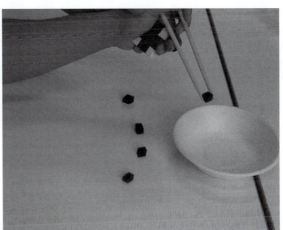

図0-19　セラピストの徒手的ガイドによるスポンジつまみ

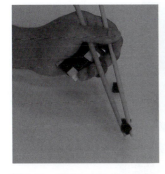 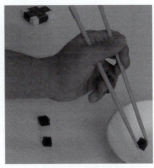 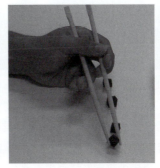 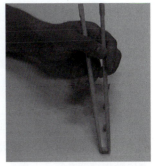

図0-20　徒手によるガイドを除去したスポンジつまみ

図0-21　屈曲位保持プレートを除去したスポンジつまみ

図0-22　滑り止めテープを除去（すべてのガイドを除去）したスポンジつまみ

図0-23　すべてのガイドを除去した消しゴム角つまみ

保持プレートが外されます（**図0-21**）．最後は滑り止めテープです（**図0-22**）．そして対象物は，スポンジ角から消しゴム角に変化します（**図0-23**）．

約30分の練習が終わりました．練習後の左手箸操作をみてください（**動画0-13**）．見事な箸操作です．これぞ達人の動作練習です．

動画0-13

3 重症片麻痺者の座位保持練習

重症の片麻痺者の座位姿勢をご覧ください（**動画0-1参照**）．座位保持はまったくできていません（**図0-1参照**）．達人の座位保持練習が始まります．

最初は，20cmの台上に左肘立て位をとらせました（**図0-24A**）．劇的に座位が安定します．次は，前方の台上に左手掌をのせさせました（**図0-24B**）．支持基底面が少し狭くなりました．座位保持に成功します．その次は，体側に左手掌をつかせた座位です（**図0-24C**）．支持基底面はさらに狭められました．座位は安定したままです．左手掌を左大腿の上にのせています（**図0-24D**）．座位は安定しています．失敗させない座位保持練習が徹底されています．最後は，左上肢による支持を外していきます．輪投げを利用した座位保持練習です（**図0-25**，**動画0-14**）．失敗することはありません．

動画0-14

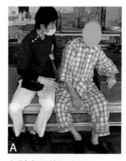 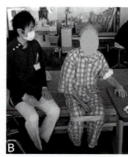 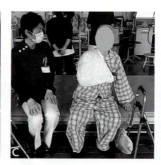 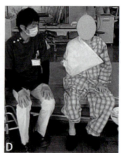

A 左肘立て位による座位保持練習
B 台上左手掌支持による座位保持練習
C 体側手掌支持による座位保持練習
D 大腿上の手掌支持による座位保持練習

図0-24 座位保持練習

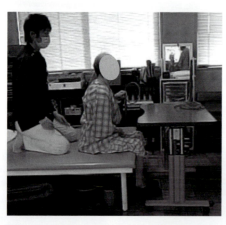 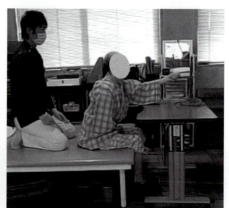

図0-25 輪投げを利用した座位保持練習

義足歩行，箸操作練習，座位保持練習，いずれも基本理論は1つです．行われているのは，失敗させない，成功させる学習です．これが理学療法，作業療法の達人が行う動作練習です．健常者に動作練習を行うときも，重度の障害を持つ患者さんにADL練習を行うときも，基本的な理論は同じです．

本書では，重度の機能障害を有した患者に対するADL練習を解説しています．脳血管障害で

言えば，重度片麻痺に半側空間失認，注意障害，認知症を合併した高齢患者です．動作手順を示すだけでは何も解決しません．不用意に反復練習を行えば，練習を拒否されてしまいます．

　このような対象者に対しても，達人の技を用いれば，動作練習が有効に機能し，より早期の動作獲得が可能になります．適切な動作練習が行われれば，対象者の予後を変えることができるでしょう．セラピストを目指す学生の皆さん，若手セラピストの皆さん，そして経験のあるセラピストの皆さん，もう一度，動作練習の可能性，動作練習のすばらしさについて勉強しませんか．

対象者にADL動作を再獲得させるには？

A なぜ，教科書に書いてある正しい動作ができないのだろう？

1 これまでのADL障害の原因分析

ADL病院リハビリテーション室

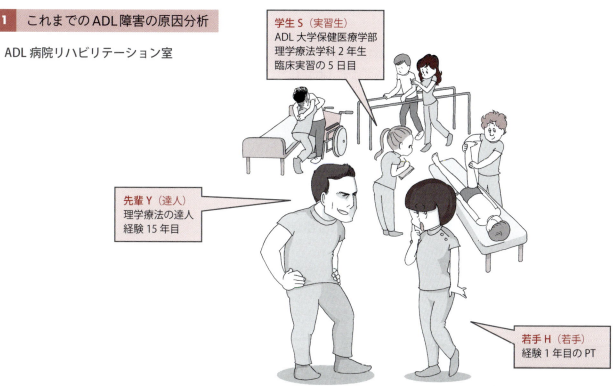

若手 「先輩，日常生活動作練習はどのように行えばいいのでしょう？
　　　いま発症から5ヵ月が経過した重症の左片麻痺者を担当しています．練習しても，寝返りや起き上がりなどの起居動作が自立しなくて．
　　　教科書には，この手順で起き上がると書いてあるのですが，それができないんですよ（図1-1）．」

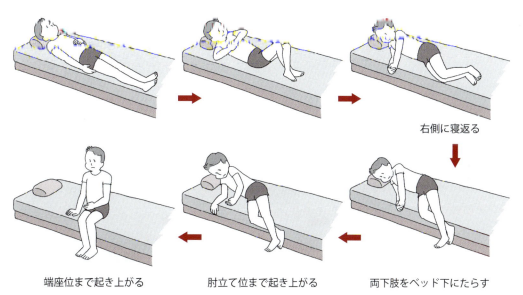

図1-1　左片麻痺者の起き上がり動作手順

表1-1 症例の評価結果

72歳，女性．脳梗塞発症から5ヵ月経過
左片麻痺：Brunnstrom Stage 上肢・手指Ⅰ，下肢Ⅱ
粗大筋力：頸部屈筋群・腹筋群の徒手筋力検査は2
　　　　　右半身の筋力は上肢5，下肢4レベル
感覚：表在・深部感覚ともに脱失
高次脳機能障害：運動維持困難，左半側空間失認
認知症：改訂長谷川式簡易知能評価スケール（HDS-R）13点

達人「どのような方ですか？　教えてください．」
若手「これが機能評価の結果です（**表1-1**）．」
達人「重度の機能障害ですね．
　　　　問題となっている起居動作の状態について教えてください．」
若手「えーと，座位保持は手支持があれば可能です．
　　　　寝返り，起き上がりには介助が必要です．
　　　　立ち上がりや立位保持は全介助の状態です．」
達人「ちょっと待ってください．
　　　　動作障害を分析するには，まず**課題分析**を行いましょう．」
若手「課題分析って何ですか？」

達人「行動は，より小さな**行動要素**の連鎖によって成り立っています．複雑な行動を，この行動要素に分けていくことを課題分析といいます．動作障害の原因分析では，まず課題分析によっていずれの行動要素に問題があるのかを明らかにします．
　　　これは片麻痺者の寝返り動作の課題分析表です（**表1-2**）．左上肢を右手でつかむ，右下肢を左下肢の下に入れる，などが行動要素です（**図1-2**）．
　　　どの行動要素に口頭指示や介助が必要ですか？　チェックを入れてみてください．」

表1-2　左片麻痺者の寝返り動作

	自立	口頭指示	介助
1. 左上肢を右手でつかむ	☐	☐	☐
2. 右下肢を左下肢の下に入れる	☐	☐	☐
3. 以下の3つの動きを同時に行う			
1）左上肢を右側へ引っ張る	☐	☐	☐
2）頸部を右回旋する	☐	☐	☐
3）右下肢で左下肢をすくって挙上する	☐	☐	☐
4. 右側へ寝返る	☐	☐	☐

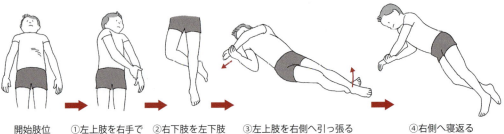

図1-2　左片麻痺者の寝返り動作

表1-3 左片麻痺者の寝返り動作

	自立	口頭指示	介助
1. 左上肢を右手でつかむ	☐	☑	☐
2. 右下肢を左下肢の下に入れる	☐	☑	☐
3. 以下の3つの動きを同時に行う			
1) 左上肢を右側へ引っ張る	☐	☑	☐
2) 頸部を右回旋する	☐	☑	☐
3) 右下肢で左下肢をすくって挙上する	☐	☐	☑
4. 右側へ寝返る	☐	☐	☑

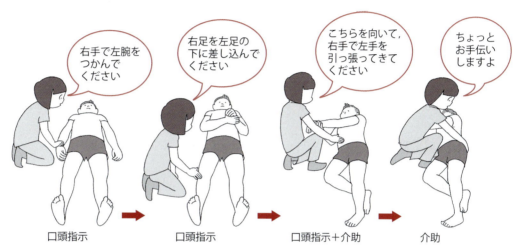

図1-3　行動要素の実現に必要な介助量

若手　「こんな感じです（表1-3，図1-3）．」

達人　「患側手を握ること，健側下肢を患側下肢の下に差し込むこと，顔を右に向けること，患側手を健側手で引っ張ることに口頭指示が必要なのですね．また，それらの準備をしても下肢の挙上や寝返りができない状態ですね．

　要介助と言っても，行動要素すべてに介助が必要というわけではありません．寝返りができなくても，健側手で患側手を把持したり，健側下肢を患側下肢の下に差し込む動作などは口頭指示で可能だったりします．

　動作の中のどの行動要素に問題があるのかを明らかにすることで，効率的な原因分析と介入が可能になります．」

若手　「なるほど．よくわかります．」

達人　「では，この患者さんはどのような原因で寝返りができないと思いますか？」

若手　「えーと！

　認知症のため動作の手順が覚えられないのだと思います．さらに注意障害がこれを重症化させていると思います．

　深部感覚障害や左半側空間失認があるので，左側の上肢をつかむことを困難にしていると思います．

　重度の左片麻痺によって左下肢を持ち上げることができません．重心を高くすることができないため，通常の片麻痺者の寝返りパターンができないのだと思います．

　あと，認知症や注意障害，本人の性格のためか，練習中に最大の努力ができていないように思います．」

達人　「つまり，認知症や注意障害，感覚障害や失認，運動麻痺が原因だと考えているのですね．」

達人 「でも発症から5ヵ月経過しているので，それらの機能障害の改善は期待できないのではないですか？」

若手 「あ！ そうでした．運動麻痺や感覚障害は3ヵ月でほぼ改善が止まってしまいます．ということは，練習しても寝返りはできないということですか！」

達人 「運動麻痺や深部感覚障害，半側空間失認，認知症が重度であればあるほど，寝返りすることは困難になると思います．しかし，具体的にどの程度重症であれば動作ができないのかは明らかではありません．」

まずは，運動麻痺や半側空間失認，感覚障害，記銘力低下などの機能障害（impairment）によって能力障害（disability）が決定づけられる，という発想を転換しましょう．

若手 「えー！」

2 新たなADL障害のとらえ方

達人 「能力障害を決定するのは機能障害だけではありません！
たとえば，動作手順を覚えていないと，その動作を正確には行えません．
左片麻痺者の車椅子からベッドへの移乗動作は，**表1-4**のように15の小さな動作に分割できます．手順を覚えることができずにブレーキを締め忘れたり，フットレストを上げ忘れたりすると安全に移乗はできません．」

若手 「手順を覚えられないのは，機能障害の中の記銘力低下ではないですか？」

達人 「もちろん，記銘力が低下した対象者で生じやすい問題です．
だけど，そうではないのです．
健常者でも15の手順を覚えることは困難です．」

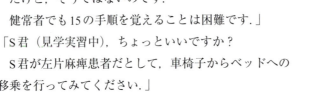

達人 「S君（見学実習中），ちょっといいですか？
S君が左片麻痺患者だとして，車椅子からベッドへの
移乗を行ってみてください．」

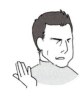

表1-4 左片麻痺者の車椅子－ベッド間の移乗動作

1. 適切な位置へ車椅子をとめる
2. 右ブレーキを締める
3. 左ブレーキを締める
4. 右足でフットプレートを上げる
5. 左足を下ろす
6. 左フットプレートを上げる
7. 浅く腰掛ける
8. 左足の位置を整える
9. 右に重心を移動する
10. 体幹を前傾する
11. ベッドに手をつく
12. 立ち上がる
13. おしりの向きを変える
14. ベッドに腰掛ける
15. 座りなおす

単純そうにみえる動作も数多くの行動要素に分割することができる．

実習生　「エーと！」

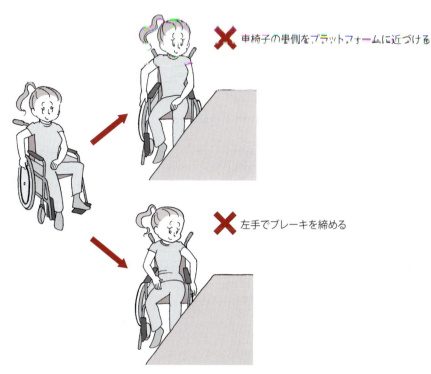

左片麻痺者の移乗動作の失敗

達人　「ちょっと待ってください．車椅子は健側をつけなければいけません．左片麻痺なので左ブレーキを左手で締めることはできません．」
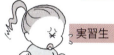実習生　「すみません．」

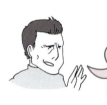S君，気にしないでください．これが知識の問題です．記銘力低下のあるなしにかかわらず，誰にでも生じる問題を指しています．動作手順を覚えていないことで生じる**能力障害は，知識の問題と呼びましょう**．この問題の特徴は，動作手順を教示すると動作が可能になるということです（表1-5）．

表1-5　動作障害の原因分析

原因	具体例
1．先行刺激の問題（知識の問題） ①行うべき動作を知らない ②動作を覚えられない ③なぜ，そう行うのか理解していない	移乗動作の手順が覚えられず，ブレーキをかけ忘れたり，フットプレートを上げないまま立ち上がったりする．口頭指示によって修正は可能
2．技術の問題 知識はあるが，技術がないためできない	操作の方法はわかっているが，一輪車に乗れない
3．後続刺激の問題 知識・技術はあるが動機づけがなされていない	移乗動作練習中，失敗ばかりでやる気がなくなってしまった
4．身体機能の問題 動作しようにも，それに必要な体力，認知機能を有しない	足関節背屈可動域が不足しているため，しゃがみこみができない

通常，1～4の原因が混在している．

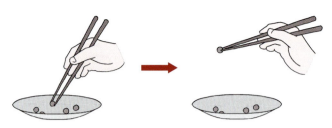

図1-4　右手（利き手）による箸操作
小さな数珠玉でも容易につまむことができる．

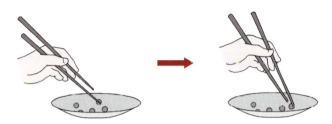

図1-5　左手（非利き手）による箸操作
左手では，箸先を合わせることさえ困難で，数珠玉をつまむことはできない．

若手　「たしかに，この手順を覚えることは高齢者にとって容易なことではないですね！　ほかにも原因はありますか？」

達人　「箸の操作を例にとって考えましょう．利き手（右）なら箸でこんなふうに小さいものをつまむことができますよね（**図1-4**）．
　　　左手ならどうでしょう．持ち方は右手を参考にして，さあやってみてください．」

若手　「箸先が合いません（**図1-5**）！」
　　　（C　動作指導体験の項を読んで，読者の皆さんも非利き手で箸操作を行ってみてください．）

> 運動麻痺や感覚障害，関節可動域制限などの機能障害は左手にはありません．右手をみれば，持ち方はわかります．それなのにうまくできません．これが**技術の問題**です．

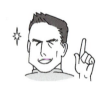

動画1-1　動画1-2

達人　「この動画をみてください（**図1-6**，**動画1-1**，**1-2**）．
　　　20歳の健康な男性です．もちろん筋力や関節可動域には問題ありません．足の大きさも申し分ありません．」

達人　「まず，片足立ちです．3秒で終了です．次に継足です．7〜8秒で終了です．
　　　20歳代の健常者は全員30秒以上できる課題です．年齢を考えると明らかに異常です．平衡機能障害があるでしょう．」

動画1-3

「しかし，**動画1-3**をみてください（**図1-7**）．
　　見事なキャスター挙げです．約20分で学習しました．」

若手　「これ同じ人ですか？　平衡機能障害があるのに，片足立ちより難しいキャスター挙げができるのですね．」

達人　「平衡機能に変化はありません．キャスター挙げの技術を習得したのです．
　　　機能障害を変化させることは困難ですが，技術を身につけさせることは可能です．」

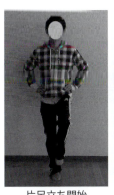 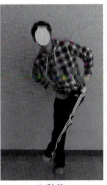 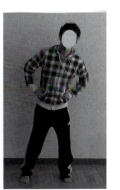

片足立ち開始　　　3秒後　　　4秒後　終了

A　片足立ち

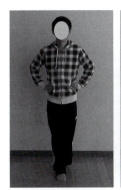 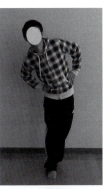 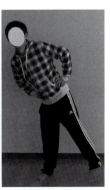

継足の開始　　　2秒後　　　5秒後　終了

B　継足

図1-6　立位バランス不良者

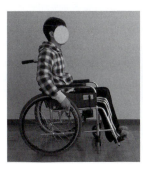 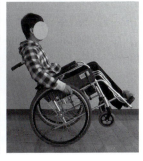

立位バランス不良者
平衡機能の問題

ところが難易度の高いキャスター挙げは可能
（動作学習は可能）

図1-7　立位バランス不良者によるキャスター挙げ

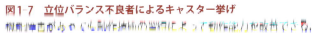

若手　「なるほど！
　　　ところで箸操作はどうしましょう？　ずーっとやってるんですけど．」

達人　「申し訳ありませんが，もうちょっとがんばっていてください．」

若手　「全然つかめません！　なんか，だんだんいらいらしてきました！
　　　小指球筋がつりそうです．あーもういやだ．」

達人　「そう，それがもう1つの動作障害の原因です．
　　　対象者には，意欲的な方も，そうでない方もいます．
　　　大切なことは，意欲は変化するということです．失敗を繰り返したり，上達がない状態が続いたりすると，意欲は低下します．今の箸操作のように．」

達人　「技術や知識を学習させるときや機能障害を運動療法によって解決するときには，反復練習が欠かせません．そのためには，対象者が十分に動機づけられている必要があります．」

> 動機づけられてないために練習に熱心に取り組めず，能力障害を引き起こしている状態を，**動機づけの問題**といいます．

若手　「動作障害の原因を分析するときには，知識や技術，動機づけの問題を考慮する必要があるのですね．」

達人　「そうです．

　もちろん，身体機能の問題も忘れてはなりません．

　立ち上がり動作についての簡単な実験をみてください．

　20歳代の4人の女性が参加しています．それぞれの女性の体重と膝伸展筋力は**表1-6**に示すとおりです．

　膝伸展筋力の測定は**図1-8**のように行います．」

表1-6　対象者の体重と筋力

	対象者A	対象者B	対象者C	対象者D
体重（kg）	55	65	45	42
膝伸展筋力（kgf）	20	27	45	37
筋力体重比（kgf/kg）	0.36	0.42	1.00	0.88

20歳代女性の平均的な筋力体重比は0.75 kgf/kg前後．

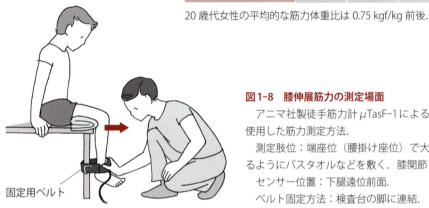

図1-8　膝伸展筋力の測定場面

　アニマ社製徒手筋力計μTasF-1による固定用ベルトを使用した筋力測定方法．

　測定肢位：端座位（腰掛け座位）で大腿部が水平になるようにバスタオルなどを敷く．膝関節90°屈曲位．

　センサー位置：下腿遠位前面．

　ベルト固定方法：検査台の脚に連結．

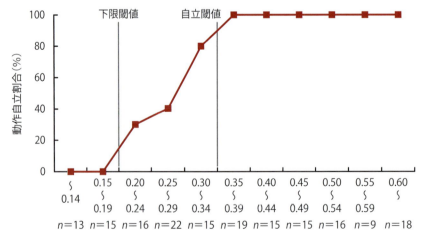

図1-9　立ち上がりに必要な筋力値（高齢患者，40 cm台）

　明らかな運動器疾患のない65歳以上の高齢者173名を対象とした検討．

　40 cm台からの立ち上がり動作は，筋力が0.35以上の場合，全例において可能であった．逆にそれ以下の筋力では，筋力低下に従って動作自立割合は低下し，0.20を下回ってこの動作が自立した症例はなかった．

［等尺性膝伸展能力と移動動作の関連．総合リハ30：747-752, 2002］

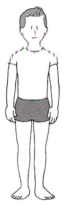 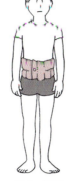 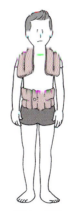 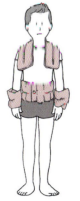

無負荷　　　　10 kg 負荷　　　20 kg 負荷　　　30 kg 負荷
40 kgf ÷ 50 kg　40 kgf ÷ 60 kg　40 kgf ÷ 70 kg　40 kgf ÷ 80 kg
= 0.8　　　　　= 0.67　　　　　= 0.57　　　　　= 0.5

図1-10　重錘負荷による筋力体重比の減少
体重50 kg，膝伸展筋力40 kgfの対象者に，重錘を負荷することで筋力体重比を減ずることができる．

達人「膝伸展筋力を体重で除して求められる筋力体重比は下肢筋力の代表値として活用できます．立ち上がり動作と筋力の関連を**図1-9**に示します．」

若手「図の中にある自立閾値，下限閾値とはどういう意味ですか？」

達人「自立閾値とは，その筋力値を上回るとほとんどの対象者の立ち上がりが自立する値のことです．もう1つ，下限閾値は，その筋力値を下回るとほとんどの対象者が立ち上がりできなくなる値のことです．」

若手「それで，どんな実験を行ったのですか？」

達人「膝伸展筋力を弱くすることはできませんが，体重を増やすことはできます（**図1-10**）．体重50 kgで膝伸展筋力40 kgfの対象者の筋力体重比は0.8 kgf/kgです．重錘を装着して体重を80 kgにすると，40 kgf割る80 kgで筋力体重比は0.50 kgf/kgとなります．」

若手「ふむふむ．」

達人「では，4人の女性の実験ですが，対象者Aは，20 kgの重錘を装着することで起立困難となっています（**図1-11**）．体重60 kgに20 kgを加えるので，体重80 kgのときに起立できなくなったということです．この方の筋力は22 kgfなので，筋力体重比は22 ÷ 80 = 0.28 kgf/kgとなります．」

達人「この値は，40 cm台からの立ち上がりに必要な筋力の自立閾値を下回っています．立ち上がれないのはそのためです．」

若手「なるほど．」

達人「対象者Bは，どうでしょう？」

若手「対象者Bは，体重65 kgに25 kgを加えて，体重90 kgのときに起立できていません（**図1-12**）．筋力が27 kgfなので，筋力体重比は27 ÷ 90 = 0.3 kgf/kgとなります．この値は自立閾値を下回っているので，立ち上がれないのだと思います（**図1-13**）．」

達人「同じように，対象者C, Dはどうでしょう？」

若手「対象者Cは，30 kgの重錘を装着して体重80 kgで起立可能です（**図1-14**）．筋力が50 kgなので，50 ÷ 80 = 0.62 kgf/kgとなります．この値は自立閾値を大きく上回っています（**図1-13**）．だから立ち上がれるのだと思います．」

若手「対象者Dは，30 kgの重錘を装着して体重75 kgで起立可能です（**図1-15**）．筋力が40 kgなので，40 ÷ 75 = 0.53 kgf/kgとなります．この値は自立閾値を大きく上回っています（**図1-13**）．だから立ち上がれるのだと思います．」

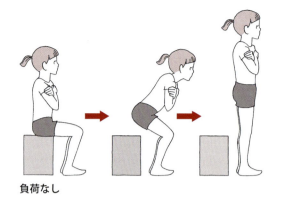
負荷なし

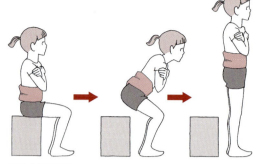
重錘負荷 10 kg

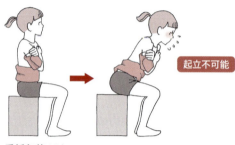
重錘負荷 20 kg

図1-11 対象者Aの立ち上がり

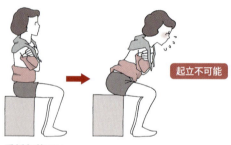
重錘負荷 25 kg

図1-12 対象者Bの立ち上がり

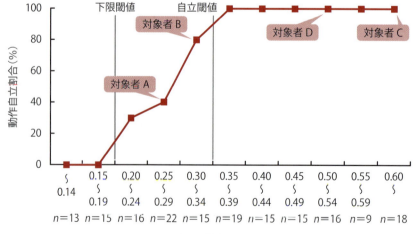

図1-13 4名の膝伸展筋力水準
重錘負荷によって膝伸展筋力体重比が自立閾値未満となった対象者A, Bは立ち上がりが困難となった．一方，30 kgの重錘を負荷しても自立閾値以上の膝伸展筋力体重比であった対象者C, Dは立ち上がりが可能であった．

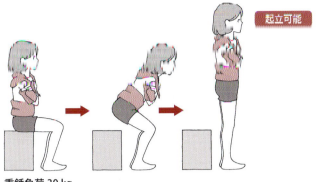

図1-14 対象者Cの立ち上がり

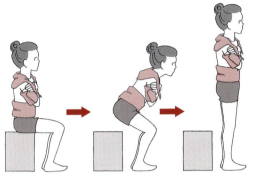

図1-15 対象者Dの立ち上がり

達人 「そのとおり．筋力と動作能力の関連については数多くの先行研究が報告されているので，主だったものをまとめておきましょう（**表1-7，1-8**）．」

若手 「筋力って大切なのですね！」

達人 「今度は，可動域と動作の関係についてみていきます．

しゃがみこみには，大きな足関節背屈角度が必要となります．背屈角度が不足すると，**図1-16**のように重心線が後方に偏位していきます．背屈角度がある程度小さくなると，後方に

表1-7 筋力と動作能力の関連（健常者，高齢患者での検討）

1) 高齢患者の膝伸展筋力と歩行速度，独歩自立との関連．総合リハ26：689-692，1998
2) 膝伸展筋力と歩行自立度の関連．総合リハ30：61-65，2002
3) 立ち上がりの可否と下肢筋力の関連．総合リハ30：167-171，2002
4) 階段昇り動作と膝伸展筋力の関連．総合リハ30：641-645，2002
5) 等尺性膝伸展筋力と移動動作の関連．総合リハ30：747-752，2002
6) 高齢患者における等尺性膝伸展筋力と立ち上がり能力の関連．理学療法学31：106-112，2004
7) 健常者の等尺性膝伸展筋力．PTジャーナル38：330-333，2004
8) 高齢患者における等尺性膝伸展筋力と歩行能力の関係．理学療法科学19：95-99，2004
9) 虚弱高齢患者における昇段能力と等尺性膝伸展筋力の関係．高知リハビリテーション学院紀要5：1-6，2004
10) 道路横断に必要な等尺性膝伸展筋力の目標値．総合リハ33：1141-1144，2005
11) 膝伸展筋力と移動動作自立の関連．高知リハビリテーション学院紀要7：47-54，2006
12) 片脚起立動作と脚筋力の関連．高知県理学療法17：33-37，2010
13) サルコペニアの基礎と臨床　日常生活活動に必要な筋力の基準値．真興交易（株），90-97，2011
14) 歩行自立度と下肢荷重率，等尺性膝伸展筋力との関連．総合リハ40：61-65，2012
15) 片脚での立ち上がりに必要な膝伸展筋力．高知リハビリテーション学院紀要14：31-34，2013
16) 下肢筋力がTimed up and go test結果に及ぼす影響．高知リハビリテーション学院紀要15：7-10，2014
17) 高齢入院患者における下肢荷重率と等尺性膝伸展筋力の関係．理学療法科学30：131-133，2015
18) 運動器疾患のない高齢男性患者の歩幅と下肢筋力の関係．総合リハ44：53-56，2016

表1-8 筋力と動作能力の関連（片麻痺者，大腿骨頸部骨折患者での検討）

1) 大腿骨頸部骨折患者の歩行能力と膝伸展筋力の関連．理学療法学25：82-85，1998
2) 慢性期片麻痺患者における麻痺側膝伸展筋力と歩行速度の関連．神奈川県士会会報　理学療法30：15-18，2002
3) 脳血管障害患者における歩行自立のための麻痺側下肢荷重率．高知リハビリテーション学院紀要8：27-32，2007
4) 脳血管障害片麻痺患者の麻痺側下肢荷重率と階段昇降能力の関連．理学療法科学23：301-305，2008
5) 脳血管片麻痺患者における6分間歩行距離と麻痺側下肢荷重率の関連．理学療法科学24：41-44，2009
6) 脳卒中片麻痺者の非麻痺側膝伸展筋力と移動動作の関連．高知リハビリテーション学院紀要12：29-33，2011
7) 高齢大腿骨近位部骨折患者の等尺性膝伸展筋力と歩行自立度との関係．運動・物理療法23：252-258，2012

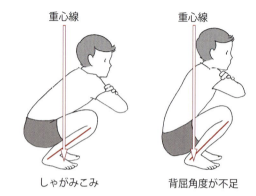

図1-16　背屈角度としゃがみこみ時の重心線の関係
足関節背屈角度が不良なほど，重心は後方へ偏位する．

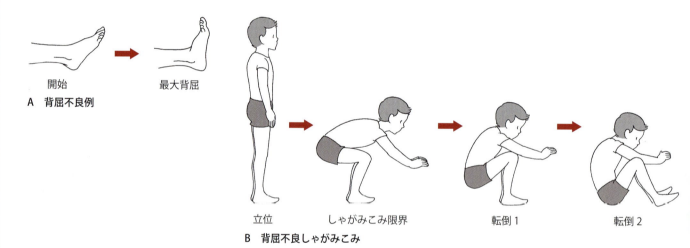

図1-17　背屈角度の不足によるしゃがみこみ動作の障害

転倒してしまいます．」

達人　「**図1-17**をみてください．対象者Eの背屈可動域は約0°です．
この方がしゃがみこむと，後方に転倒してしまいます．」

達人　「対象者Fの背屈可動域は約20°です（**図1-18**）．
この方がしゃがみこむと，図のように安定してしゃがみこめます．
だいたい10°を下回ると，しゃがみこみは不可能です．逆に20°を上回ると，全員がしゃがみこめます（山崎裕司ほか：足関節背屈可動域としゃがみ込み動作の関係．理学療法科学25：209-212，2010）．」

若手　「実際に動作をみると，関節可動域の大切さがよく理解できますね．」

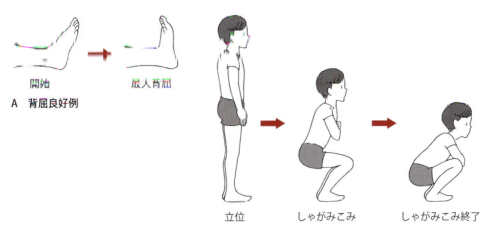

A　背屈良好例

立位　　　しゃがみこみ　　　しゃがみこみ終了

B　背屈良好しゃがみこみ

図1-18　十分な背屈角度を有する健常者のしゃがみこみ動作

3　動作障害の原因分析

達人　「そうです．とくに，具体的な数値で示すことが大切です．
　　　このような形で機能障害を明らかにすると，ADL障害の正体がみえてきます．
　　　片麻痺者の椅子からの立ち上がりを例にとって考えてみましょう．」

達人　「椅子からの立ち上がりができない片麻痺者が4人います（**表1-9**）．
　　　片麻痺者では，筋力体重比0.3 kgf/kgが椅子からの立ち上がりの下限閾値，0.6 kgf/kgが椅子からの立ち上がりの自立閾値です（**図1-19**）．自立閾値の値は，片脚での立ち上がりが0.6 kgf/kg程度の筋力で可能になることと関連しているかもしれません．」

達人　「対象者Gは，健側下肢を後方へ引くことを忘れ，後方にしりもちをつくような形で立ち上がりに失敗することがあります．しかし，そのことについて口頭指示をすると立ち上がりは可能です．運動麻痺は比較的重症ですが，健側筋力は下限閾値を大きく超えています．
　　　さあ，動作障害の原因は何でしょう？」

若手　「知識を与えると動作が可能なため，技術や身体機能の問題はないものと考えられます．動作障害の主体は知識の問題です．」

達人　「そうですね．
　　　対象者Hは，麻痺の重症度は対象者Aと同等で，筋力は自立閾値を上回っています．口頭指示を与えても，麻痺側に重心が偏ってしまい，立ち上がることはできません．原因は何でしょう？」

若手　「片麻痺者の行う立ち上がりは，狭い健側支持基底面の中に重心をおきながら，健側で立ち上がらなければなりません．これには，特別な技術が必要と思われます．
　　　動作障害の主な原因は技術の問題にあると思います．」

達人　「対象者Iは，口頭指示を与えても立ち上がることはできません．麻痺の重症度は対象者A，対象者Bと同等ですが，筋力は立ち上がりに必要な筋力下限閾値を下回っています．原因は何でしょう？」

若手　「動作障害の主な原因は身体機能の問題（筋力低下）にあると思います．技術の問題もあると思われますが，この時点では明らかにできません．」

達人　「対象者Jは，麻痺は軽度で，筋力も良好です．しかし，セラピストとの人間関係が悪く，口頭指示に従ってくれません．病棟では，監視下でベッドへの移動ができています．原因は何でしょう？」

表1-9 片麻痺患者4名の特徴

	対象者G	対象者H	対象者I	対象者J
下肢Br. Stage	III	III	III	V
健側筋力	0.5 kgf/kg	0.7 kgf/kg	0.2 kgf/kg	0.7 kgf/kg
立ち上がり動作	口頭指示にて可能	不可能	不可能	不可能
動作障害の原因	知識の問題	技術の問題	身体機能の問題	動機づけの問題

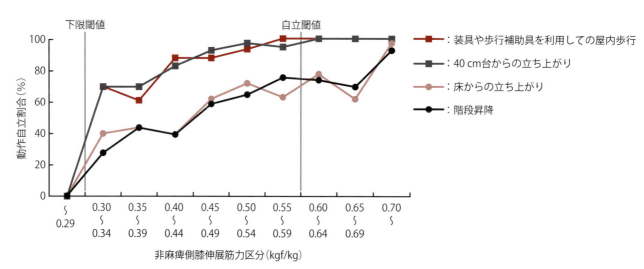

図1-19 膝伸展筋力と各動作の自立度の関連

　歩行では0.55，立ち上がりでは0.60を上回る場合，動作は全例自立した．床からの立ち上がり，階段昇降については0.70を上回る症例の中にも動作が自立しない症例が存在した．
　いずれの動作も，これら以下の筋力水準では，筋力の低下に伴い自立度は低下した．
　すべての動作において，0.30を下回る場合，動作が自立した症例はなかった．
［脳卒中片麻痺者の非麻痺側膝伸展筋力と移動動作の関連．高知リハビリテーション学院紀要12：19-33，2011］

若手 「対象者Jの場合は動機づけの問題が主な原因です．このように原因を分析していくことは，まったく新しい考え方ですね！」

若手 「運動麻痺が重症になっていくと，それによって立ち上がり動作は障害されますよね．Brunnstrome Stage ⅠやⅡの症例は，運動麻痺が立ち上がれない原因になるのでしょうか？」

達人 「立ち上がりは健側で行うことが可能です．麻痺の重症度が上がっても，それだけで立ち上がりが不可能になることはないと思います．しかし，要求される技術は間違いなく高くなりますし，健側にはより強い筋力が求められます．」

若手 「ということは，運動麻痺は能力障害の原因にならないのですか？」

達人 「そんなことはありません．図1-19をみてください．椅子からの立ち上がりは0.60 kgf/kg，装具や歩行補助具を使用しての屋内歩行については0.55 kgf/kgを上回ると，100％の症例が動作自立しています．一方で，床からの立ち上がりや階段昇降では，筋力が良好でも自立していない症例が残っています．」

達人 「これらの動作には，健側筋力だけでは代償しきれない部分が残るということです．」

達人 「この研究の対象には，Brunnstrome Stage Ⅰ・Ⅱの症例は含まれていません．随意性のない麻痺肢で体重を支えることはできません．重症例では屋内歩行さえも運動麻痺によって障害されてしまうでしょう．」

若手 「よくわかりました．」

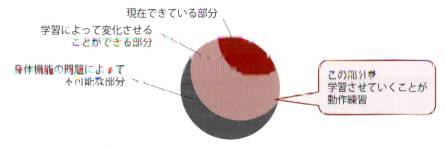

図1-20 動作障害の考え方

達人　「運動麻痺や感覚障害，高次脳機能障害によって不可能な動作は数多く存在します．
　　　ただ，今みえている可能な動作と機能障害によって不可能な動作の間には，広いグレーゾーンが存在します（**図1-20**）．」

たとえば，片麻痺者の寝返りや起き上がり，立ち上がり動作などです．この部分は学習によって変化させることができる部分です．

若手　「治療次第でADLを再獲得させることが可能なのですね！
　　　ちょっとやる気がわいてきました．」

達人　「そのとおりです．
　　　知識，技術，動機づけの問題は，慢性期の対象者であっても改善させることが可能です．一方，運動麻痺，感覚障害，高次脳機能障害など，脳血管障害に起因した機能障害には，大きな改善を望めません．

ADL障害の正体が知識，技術，動機づけの問題にあるにもかかわらず，その原因を機能障害に求めてしまう．これが，これまでのADL練習の限界です．新たなADL障害のとらえ方によって，ADL練習の未知なる可能性を見出すことができます．

達人　「ではもう一度，Hさんの担当患者さんの寝返り動作に戻りましょう．
　　　動作障害の原因は何でしょう？　課題分析表（**表1-3**, ☞p.13）を参考にして考えましょう．」
若手　「口頭指示によって患側手を握ること，健側下肢を患側の下に差し込むことは可能です．
　　　顔を回転方向に向けること，健側上肢で患側を引っ張る行動も口頭指示によって可能です．よって，これらは知識の問題が主体だと思います．」
若手　「知識を与えても，下肢を挙上すること，寝返ることはできないので，技術の問題や身体機能の問題があると思います．」
若手　「それと，あまり熱心に練習していただけないので，動機づけの問題もあるかもしれません．」
達人　「すばらしい．新しい考え方が身につきましたね！」

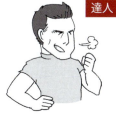

B　ADL動作を上手に学習させる方法とは？

1　七転び八起きのADL練習

達人「それでは，現在行っている動作練習について教えてください．」
若手「教科書に書いてある動作手順に従って練習します．
　　　寝返りであれば，患側手を握ること，健側下肢を患側下肢の下に差し込むことを忘れてしまうので，そのつど口頭指示を行います（**表1-3**，☞ p.13）．
　　　頸部を回旋させることや右手で左手を引っ張る動作なども同様です．また，それらを指示しても寝返りはできないので，骨盤や肩甲帯を押して介助しています．
　　　このような過程を5回程度反復練習しています．」
達人「そうすると，患者さんからすると動作練習中は常に指導・介助を受けているわけですね．
　　　学習課題が難しすぎるようです．」

若手「でも，できないので練習するしかありませんよね．よく昔から『七転び八起き』の精神が重要だと言われていますよね．」

達人「学習性無力感という概念があります．失敗が続き，自分ではどうすることもできないという体験をすると，学習が阻害され，すでに有している行動遂行能力さえも低下するというものです．多数の実験のメタアナリシスによってその影響は明らかです．1冊の本にまとまっているので，読んでみたらいかがでしょう（津田　彰（監訳）：学習性無力感──パーソナルコントロールの時代をひらく理論．二瓶社．2000，pp.108-112）．」
達人「『七転び八起き』のように7回失敗しても8回目のトライで成功をもぎ取る学習者は，初めから強く動機づけられている方でしょう．しかし，私たちの対象者は強く動機づけられているとは限りません．そのような方々を対象として『七転び八起き』の動作練習を実践すれば，すぐに練習が嫌になってしまいます．」
若手「でも，自分のためなのだからがんばるのが当たり前だと思うのですが．」
達人「自分のためであっても，失敗が続くと嫌になり，がんばれなくなるものなんです．」

> 私たちは動作練習のプロフェッショナルです．意欲のない対象者，がんばれない対象者に対しても有効な治療を行えるのがプロフェッショナルではないでしょうか．

達人「さっきの箸操作を思い出してください．失敗が続くとどんな気持ちになりましたか？」
若手「あ！　そうだった．嫌な気持ちになりました．
　　　ではどうすればいいんでしょう？」

2　学習の秘訣（無誤学習）

達人「無誤学習過程をつくりましょう．」
若手「誤りのない学習過程ですか．
　　　できる課題だけを行うということですか？」

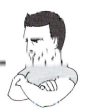

できる課題だけを行わせるわけではありません．無誤学習過程でも，試行錯誤はあります．試行錯誤の結果，高い確率で成功・上達に結びつく学習過程です．

達人　「無誤学習と対極にあるのが試行錯誤型学習です．自分でトライしてみて，間違ったり，正解したりしていく中で学習を進めていく方法です．無誤学習との大きな違いは，この学習では，試行錯誤させることが目的となっていることです．」

若手　「無誤学習では，100%成功させるのですか？」

経験的に70〜80%以上は成功させる必要があると言われています．練習によって100%に近づけば，やや難易度を上げるようにします．

若手　「なぜそんなに高い確率で成功させる必要があるのですか？」

達人　「1つは，先ほど言ったように動作練習に対する動機づけを行うためです．行動した結果，よいことが生じると，行動の生起頻度が高まります（図1-21，このとき行動は『強化された』と表現されます）．」

達人　「動機づけされた状態とは，その行動が生起しやすい状態と言い換えられます．たとえば，どんどんよくなるのでもっと動作練習を行いたいという状態です．」

達人　「もう1つは，学習効率を上げるためです．ある行動をしたときによい結果が生じる．それが繰り返されると，その行動の生起頻度が増加するだけでなく，行動した際，周囲に存在する刺激や自己の感覚が学習されていきます．」

若手　「具体的に教えてもらえますか？」

達人　「たとえば，後方に重心線が外れてしまって上手に立ち上がれない対象者がいたとしましょう（図1-22）．前方への重心移動を学習してもらう必要がありますが，現状ではできていません．このまま動作練習を行うと失敗を繰り返すことになります．」

達人　「そこで，無誤学習過程をつくります．足部の位置をテープで規定します．適正な股関節屈曲・体幹前屈角度となるような前方の位置に線を引き，そこまで手を伸ばさせます（図1-23）．そうすることで自然と重心移動ができるようにします．手がかりを与えて動作を成功させるのです．

こうすれば成功確率が上がります．」

若手　「それでもできないような方もいると思うのですが？」

達人　「より難易度を落とします．この場合，机ではなく，肋木などを把握させるとよいでしょう．座面を上げて，立ち上がりやすくすることも有効です（図1-24）．」

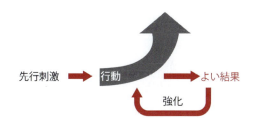

図1-21　強化の法則

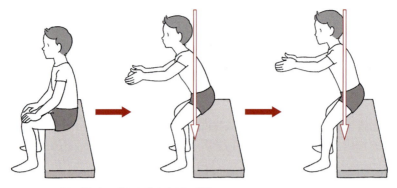

図1-22 重心が後方に外れた立ち上がり動作
前方への重心移動が不足しており，後方へしりもちをついてしまう．

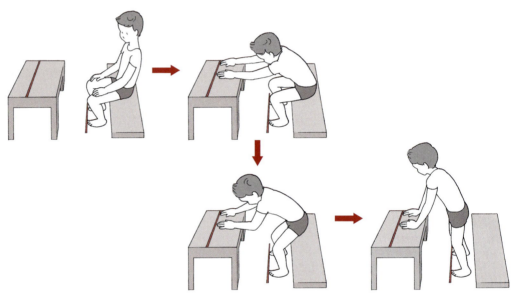

図1-23 目印線を用いた立ち上がり練習
目印線までリーチすること，足部の位置をテープで規定することによって，重心線を適正な位置まで前方に移動させる．その後，立ち上がることで動作を成功させる．

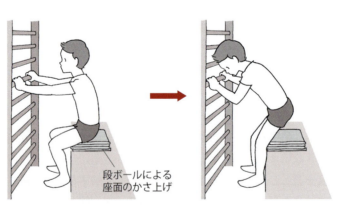

図1-24 助木を利用した立ち上がり練習

若手　「あくまでも成功させるんですね．
　　　でも，机の上の線や足部の位置を示したテープなどを利用している限り，自分でできるようにならないのではないですか？」

達人　「机の上の線，足元のテープなどを手がかりとして立ち上がるわけですが，実際にはさまざまな自己体内の感覚が動作に伴っています．」

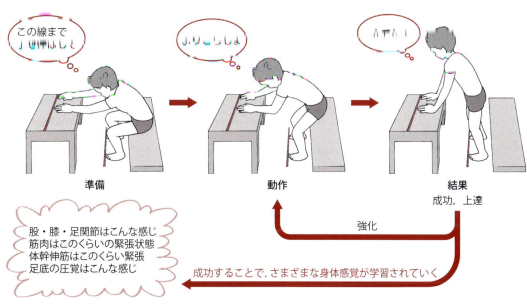

図1-25 立ち上がり動作の強化学習

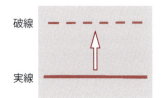

図1-26 目印線のフェイディング

達人 「たとえば，股関節・膝関節・足関節などの関節覚です．ヒラメ筋や大腿四頭筋の伸張されぐあい，足底の圧覚，活動する筋群の収縮状況などもあります．
　成功することで，これらの感覚が学習されていきます（図1-25）．」

達人 「ある刺激（この場合は線とテープが『手がかり刺激』となります）のもとで行動すると，よいことが生じる．こういうことが繰り返されると，その刺激のもとで動作が生じやすくなります．」

達人 「たとえば，『これくらい関節が屈曲したところで立ち上がると，成功する』といったぐあいです．これを**強化学習**と呼びます．ポイントは，よいことが生じる（成功する）ことです．」

若手 「机の上の線，足元のテープなどの手がかりはどうやって消していくのですか？」

達人 「手がかり刺激を失敗が多くなりすぎないように徐々に消す（『フェイディング』という）ようにします．5回立ち上がって5回とも成功するようになれば，たとえば線を徐々に間隔の広い破線にしていったり（図1-26），座面高を低くしたりしていきます．成功率は70〜80％を目標とします．失敗が多くなったら，すぐに手がかり刺激をもとに戻し，成功できるようにします．」

達人 「手がかり刺激をすべて消すことができれば，『これくらい関節が屈曲したところで』というような固有受容感覚が手がかりになったということです．」

若手 「こういった練習は，経験的に積み重ねられてきたものですか？　それとも何か生理学的な裏づけがあるのですか？」

達人 「最近では，神経生理学によってそのメカニズムが明らかにされています．
　強化学習理論は認知科学（人工知能）の分野で発展してきたものです．
　たとえば，行動①：膝関節角度80°で立ち上がる，行動②：膝関節角度90°で立ち上がる，行動③：膝関節角度100°で立ち上がる，の3つの行動をとったとします（図1-27）．」

達人 「その結果，行動①では立ち上がれずしりもちをつき，行動②では何とか立ち上がれたが後方にバランスを崩しそうになり，行動③では安定して立ち上がれました．」

膝屈曲 80° ➡ 行動①：立ち上がり ➡ 結果①：しりもち（報酬なし）

膝屈曲 90° ➡ 行動②：立ち上がり ➡ 結果②：バランスの崩れ（報酬小）

膝屈曲 100° ➡ 行動③：立ち上がり ➡ 結果③：安定した立位（報酬最大）

成功することで膝関節屈曲 100°が学習される

図1-27 強化学習に基づく行動選択の法則
最大の報酬が得られた膝 100°屈曲位における立ち上がり行動が選択されるようになる．

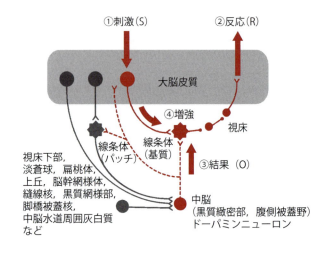

図1-28 強化学習の神経生理学的背景
①100°膝屈曲位という刺激（S）のもとで，②立ち上がる（R）．すると，膝屈曲 80°，90°とは違って，思いがけず安定した立ち上がりに成功する．③中脳ドーパミンニューロンが興奮し，線条体にドーパミンが放出される．④立ち上がりの直前に活動していた大脳皮質と線条体間のシナプス結合が増強される．その結果，100°膝屈曲位（刺激S）のもとでの立ち上がり（反応R）が選択されやすくなる．
報酬の予測誤差の計算に寄与すると考えられる神経回路を左側に灰色で示した．
[北澤 茂：行動分析学の神経生理学的背景．行動リハビリテーション 2：3-9, 2013 から改変]

達人　「行動の価値としては，行動③が最も高くなります．思いがけずよいことが生じたわけです．相対的に価値のない行動①，行動②は選択されなくなります．膝関節屈曲 100°という感覚（行動③）のもとで，立ち上がり行動は生じやすくなっていきます．」

若手　「なるほど．」

達人　「患者さんは，疾病や障害によって膝関節 100°屈曲位という感覚を手がかりとした立ち上がりができなくなった状態です．強化学習を進めるには，成功・上達という強化刺激が必要です．そこで，机の上の線などの手がかり刺激を用いて，行動を成功させるわけです．もう一度，膝関節 100°屈曲位という感覚が機能するように導いていくわけです．」

若手　「関節覚に障害があったらどうなるのですか？」

達人　「動作が成功する際に存在する刺激は，関節覚だけではありません．足底の圧覚や筋肉の張力や視覚など，多様な情報が利用できるでしょう．」

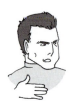

若手　「なるほど！　それで，神経生理学的にみるとどうなっているのですか？」

達人　「強化学習の主役は，中脳ドーパミンニューロンです．
行動の選択と発現には，大脳皮質－線条体－大脳皮質のループが重要な役割を果たしています（図1-28）．種々の感覚（膝関節角度）のもとで行動（立ち上がり）します．」

達人　「その結果がよかった場合（立ち上がりに成功），一過性に中脳ドーパミンニューロンの活動が生じます．ドーパミンは線条体へ放出され，行動の直前に刺激入力（膝関節角度 100°）を受けた線条体シナプスに長期増強を生じさせます．その結果，次回に同じ刺激（膝関節角度 100°）が与えられた場合，その行動（立ち上がり）が生じやすくなります（図1-28）．」

若手　「成功させることの重要性に科学的なエビデンスがあることがだいぶ理解できました．でも，具体的にどうやればいいのでしょう？」

3 無誤学習過程創出の方法

（1）知識の問題に対する介入方法

達人「まず，知識の問題に対する介入方法を説明しましょう．」

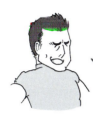

基本は，**プロンプト・フェイディング**です．プロンプトとは，手がかり刺激のことです（表1-10）．フェイディングとは，それを徐々に消していくということです．

達人「知識の問題では，まずプロンプトとして知識を教示します．
　　たとえば，表1-2（☞p.12）の手順を文字や写真で示します（図1-29）．
　　そして，それをみながら動作練習を行います．」

若手「口頭指示ではだめなんでしょうか？」

達人「そこが大切なところです．」

達人「複数の事例研究で文字教示の有効性が明らかになっています（表1-11）．
　　いくら口頭指示をしても歩行の手順や移乗手順が覚えられなかった対象者が，文字教示することで即時的に動作が可能になります．」

達人「口頭指示による聴覚情報は，すぐに消えてしまいます（図1-30）．」

表1-10　プロンプト例

身体的ガイド	適正な方向に重心を移動させるためセラピストが重心移動を誘導する
文字教示	動作の手順を文字や写真で示す
視覚的プロンプト	手をつくところ，足を移動させる場所などをテープや線などで示す
ジェスチャー（モデリング）	動作の見本を対象者にみせる
鏡を利用する	鏡に動作を映して重心移動を確認する
指差し	対象物を指差しながら「ブレーキをかけてください」などと注意を促す
タッピング	タッピングすることで対象者の注意を喚起する
口頭指示	「この車椅子からベッドに移りましょう」などと声がけする
フィードバック装置	適切な重心移動がなされるとブザー音が鳴る

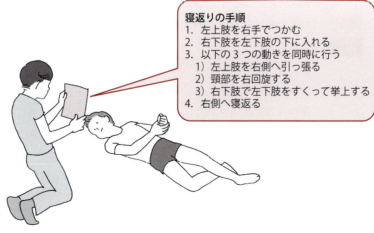

寝返りの手順
1. 左上肢を右手でつかむ
2. 右下肢を左下肢の下に入れる
3. 以下の3つの動きを同時に行う
　1）左上肢を右側へ引っ張る
　2）頸部を右回旋する
　3）右下肢で左下肢をすくって挙上する
4. 右側へ寝返る

図1-29　寝返り動作手順の文字による教示

表1-11　知識の問題に対して教示とフェイディングを用いた動作練習

1) 歩行器歩行の手順が記憶できない認知症高齢者に対する介入．リハビリテーション効果を最大限に引き出すコツ．三輪書店，東京，2008．pp156-159
2) 杖歩行練習に対する視覚的プロンプトの有効性．理学療法科学23：307-311，2008
3) プロンプト・フェイディング法による立ち上がり動作練習——認知症患者での検討．リハビリテーションと応用行動分析学1：8-11，2010
4) 認知症に対する口頭指示と文字教示を用いたトイレ時のナースコール指導．リハビリテーションと応用行動分析学1：12-15，2010
5) 認知症患者に対する移乗動作訓練．リハビリテーション効果を最大限に引き出すコツ（第2版）．三輪書店，東京，2012．pp186-188
6) 認知症患者に対する視覚教示と聴覚教示を併用した移乗動作練習の効果．リハビリテーションと応用行動分析学4：6-10，2013
7) 認知症を伴う片麻痺患者における移乗動作練習．高知リハビリテーション学院紀要15：11-14，2014
8) 認知症患者に対する車椅子操作の獲得と病棟ADLへの般化プログラムの検証．リハビリテーションと応用行動分析学5：6-11，2015

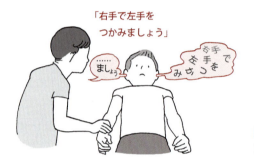

図1-30　寝返り動作手順の口頭による教示
聴覚的刺激は，一時的で忘れられやすい．

達人「たとえば，寝返り動作練習において『右手で左手をつかんでください』という口頭指示を手がかりとして左手をつかみます．しかし聴覚情報はすぐ消えてしまうので，2回目の練習時には再度同じ指示を行わなければなりません．」

若手「あー！　たしかに，何度も同じことを言われると腹が立ってきますね！」

達人「そのとおりです．よかれと思って行っている口頭指示でも，強い口調で行ってしまうと嫌な感情を対象者に生じさせます．こういった情動反応は記銘力が低下した対象者の方でも生じます．記銘力が低下した対象者では，正しい手順を口頭指示してくれたという記憶はなくなりますが，『ムカムカ』した感情だけは記憶に残ります．繰り返されると，セラピストや動作練習，リハビリ室などが嫌な刺激になっていきます（図1-31）．」

達人「このような現象は，パブロフの古典的条件づけと同じようなメカニズムで説明できます（図1-32）．」

若手「たしかに，練習を拒否する対象者の方は，ときどきいますよね．」

達人「そうです．
このようにセラピストが嫌な刺激になってしまうと，次に指示したとき，『ムカムカ』という情動反応が生じるようになります．つまり，対象者との人間関係が悪化します．
動作練習を拒否すると，それらを回避することができます．これは対象者にとってよい結果ですので，練習を拒否する行動が強化され，定着していきます（図1-33）．
こういった行動を回避行動といいます．」

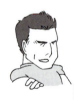

若手「だから繰り返し口頭指示を与えるような練習はよくないんですね！
文字や写真などはなぜいいのですか？」

達人「文字や写真は一度提示すると消えません．何度も確認することができます．これによって失敗する可能性が小さくなります．」

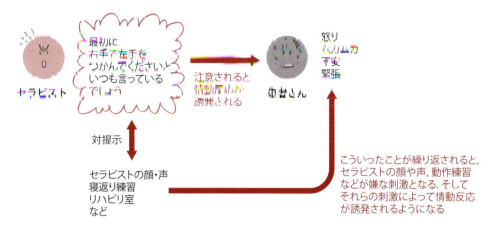

図1-31 口頭指示による指導の問題点

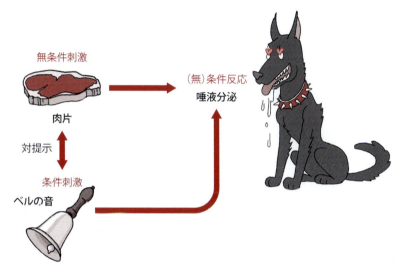

図1-32 パブロフの古典的条件づけ
肉片を提示されると犬は無条件に唾液を分泌する（無条件反応）．
これにベルの音を対提示し続けると，肉片がなくてもベルの音だけで唾液分泌を生じるようになる（古典的条件づけ）．

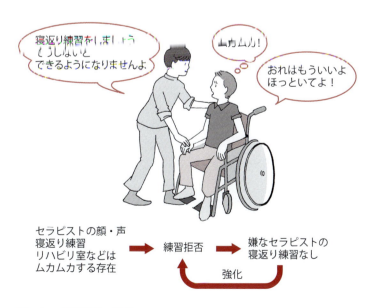

図1-33 回避行動の形成

達人「しかも，自分でそれをみて判断して行う自立的な動作です．指示を受けて行う動作ではありません．」

若手「対象者が，自分で動作を行えていると感じられるのですね！
　　教示する内容は，どうやって決めるのですか？」

達人「基本的には，動作の課題分析結果に基づいて決定します．
　　ただし，対象者によって若干の修正を加える必要があります．」

達人「片麻痺の移乗動作を例にして説明します．表1-4（☞p.14）は片麻痺者が行う移乗動作の課題分析結果です．数多くの行動要素があります．しかし，片麻痺ではない方であればどうでしょう？　たとえば，『ブレーキを締める』という行動要素について，左右のブレーキを自動的に締められる方であれば『右ブレーキを締める』，『左ブレーキを締める』という2つの文は必要ありません．」

達人「指示する内容は少ないほうが，記憶するうえで有利です．両上肢が使用できる症例であれば，表1-12のような簡略化した課題分析表で大丈夫でしょう．」

達人「一方，担当症例のように左半側空間失認があって左ブレーキの締め忘れが生じやすい対象者では，『左ブレーキを締める』という文を抜くわけにはいきません．
　　たとえば左視野が欠損した対象者では，『右視野で左ブレーキを確認する』という内容を課題分析表に加える必要があるでしょう（図1-34）．」

若手「なるほど．
　　一度に教示する指示が多すぎると，どこまで行ったかわからなく可能性もありますね．」

達人「そのとおりです．
　　そのような場合，実施する内容だけを教示していったほうがよいでしょう（図1-35）．」

若手「工夫がたくさん必要ですね．
　　文字教示によって動作ができるようになったら，フェイディングはどのように行っていくのでしょう？」

達人「決まった方法はありませんが，失敗が続くのは好ましくありません．
　　70～80％以上は成功させましょう．5回の反復練習であれば失敗は1回程度です．」

達人「片麻痺者の移乗であれば，図1-36のような感じです．
　　まずは字数を減らしましょう．
　　次に，自動的にできるところを空白にします．
　　そして最終的には，プロンプトをすべて消します．」

若手「そんなことで覚えちゃうんですか？」

達人「ちょっとやってみましょうか．」

**表1-12　簡略化した課題分析表
　　　　　車椅子-ベッド間の移乗動作**

1. 適切な位置へ車椅子をとめる
2. ブレーキを締める
3. 足を下ろす
4. フットプレートを上げる
5. 浅く腰掛ける
6. 体幹を前傾する
7. ベッドに手をつく
8. 立ち上がる
9. おしりの向きを変える
10. 腰掛ける

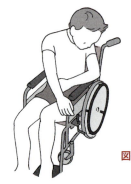

図1-34　右視野でブレーキを確認する動作

車椅子→ベッド間の移乗動作
1. 適切な位置へ車椅子をとめる
2.
3.
4.
5.
6.
7.
8.
9.
10.
11.
12.
13.
14.
15.
16.

車椅子-ベッド間の移乗動作
1.
2. 右ブレーキを締める
3.
4.
5.
6.
7.
8.
9.
10.
11.
12.
13.
14.
15.
16.

車椅子-ベッド間の移乗動作
1.
2.
3. 左ブレーキを締める
4.
5.
6.
7.
8.
9.
10.
11.
12.
13.
14.
15.
16.

車椅子-ベッド間の移乗動作
1.
2.
3.
4. 右足でフットプレートを上げる
5.
6.
7.
8.
9.
10.
11.
12.
13.
14.
15.
16.

車椅子-ベッド間の移乗動作
1.
2.
3.
4.
5. 左足を下ろす
6.
7.
8.
9.
10.
11.
12.
13.
14.
15.
16.

車椅子-ベッド間の移乗動作
1.
2.
3.
4.
5.
6. 左フットプレートを上げる
7.
8.
9.
10.
11.
12.
13.
14.
15.
16.

図1-35　文字教示の工夫
刺激が多すぎて対象者が混乱しないように，次の動作内容だけを教示する．

①字数を減らす　　②自動的にできるところを空白にする　　③プロンプトをいらない消す

1. 適切な位置へ車椅子をとめる	1. 車椅子をとめる	1. 車椅子	1.	1.
2. 右ブレーキを締める	2. 右ブレーキ	2. 右ブレ	2. 右ブレ	2.
3. 左ブレーキを締める	3. 左ブレーキ	3. 左ブレ	3.	3.
4. 右足でフットプレートを上げる	4. 右プレート上	4. 右上げる	4. 右上	4.
5. 左足を下ろす	5. 左足下	5. 左足	5.	5.
6. 左フットプレートを上げる	6. 左プレート上	6. 左上げる	6. 左上	6.
7. 浅く腰掛ける	7. 浅く座る	7. 浅く	7. 浅	7.
8. 左足の位置を整える	8. 左足の位置	8. 左足	8. 左足	8.
9. 右の手すりを持つ	9. 手すり持つ	9. 手すり	9. 手	9.
10. 右に重心を移動する	10. 右に重心	10. 右重心	10. 右へ	10.
11. 体幹を前傾する	11. 体幹前傾	11. 前傾	11. 前	11.
12. ベッドに手をつく	12. ベッドに手	12. ベッドに手	12. ベ	12.
13. 立ち上がる	13. 立つ	13. 立つ	13. 立	13.
14. おしりの向きを変える	14. おしりの向き	14. おしりの向き	14. おしり	14.
15. 腰掛ける	15. 腰掛け	15. 腰掛	15. 腰	15.
16. 座りなおし，重心を右に移す	16. 座りなおし	16. 座りなおし	16.	16.

図1-36　フェイディング例（車椅子-ベッド間の移乗）
最初に字数を少なくする．ついで，誤りの少ない行動要素は空白とする．

達人 「S君ちょっと来てみて．左片麻痺者の車椅子からベッドへの移乗の手順を覚えましょう．」

実習生 「そんなこと急に言われても．さっきは全然できなかったし…」

達人 「この表は左片麻痺者の車椅子からベッドへの移乗手順を示しています．読みながら移乗してみてください．」

実習生 「こうやって，こうやって……」

達人 「できましたね．
では，字数を少なくします（図1-36①）．
思い出しながらやってみてください．」

実習生 「こうやって，こうやって……」

達人 「すばらしい．
それでは，さらにヒントを少なくします（図1-36①）．
思い出しながらやってみてください．」

実習生 「こうやって，こうやって……」

達人 「流暢に思い出せるところを消していきます（図1-36②）．同じようにやってみてください．」

実習生 「こうやって，こうやって……」

達人 「全部消します（図1-36③）．
やってみてください．」

実習生 「こうやって，こうやって……
すごい．覚えちゃいました．」

達人 「これが無誤学習です．」

対象者の方が正しい手順を覚えられないのは，セラピストがそこに知識の問題があることを知らないためです．

達人 「通常，繰り返し動作手順を口頭で指導しますが，それは知識の問題を解決するうえで有効な介入ではありません．」

若手 「まじ，すごい．」

達人 「ひととおり覚えたら，**時間遅延法**という技法があります．
　この方法では，対象者の方に動作をまかせて様子をみます．スムーズに次の動作が生じなければ，ある一定時間（3〜5秒程度）待ったあと，プロンプトを提示して流れを切らないようにする方法です．
　たとえば，『左ブレーキを締める』という行動要素が出現しなければ，『左』というプロンプトをセラピストが入れることで，動作が流れるようにします．」

達人 「ただし，記憶が十分にできていない対象者にこの方法を導入すると，何度も指示することになります．学習効率が落ちてしまうので避けてください．」

若手 「知識の問題を意識することで動作練習の効果は飛躍的に高まりそうです．
完全に覚えてしまったらどうしますか？」

達人 「完全に手順を記憶したとしても，忘れてしまう可能性はあります．とくに認知症を有する対象者の方はそうです．そういった場合には，忘れそうになる前に同じ介入を行う必要があるでしょう．今度はごく短期間の介入ですむと思われます．」

(2) 技術の問題に対する介入方法

若手「わかりました．
次は，知識を与えてもできない技術の問題への介入方法について教えてください．」

達人「いくつかの技法があります．獲得しようとする動作の種類，機能障害の種類や重症度などによって，どの技法が有効に働くかは変わってきます．」

a. プロンプト・フェイディング

達人「この技法は，もう少しで動作獲得が狙えるようなケースに有効です．複数の事例研究があるので，表1-13にまとめておきましょう．
例として立ち上がりを取り上げましょう．前方向への重心の移動ができていないために，バランスを崩して立ち上がれない場合があります．」

達人「適正な方向に重心を移動させるため，セラピストが重心移動を誘導しています（図1-37）．この場合のプロンプトは**身体的ガイド**です．」

若手「この技法はなんだか，セラピストらしいですね！
フェイディングはどうやって行うのですか？」

達人「身体的ガイドによって適正な重心移動ができるようになったら，視覚的プロンプトに切り替

表1-13 プロンプト・フェイディング法を用いた動作練習

1) ルール制御理論に基づく座位バランス訓練の有効性．総合リハビリテーション29：651-654，2001
2) 認知症の立ち上がり動作練習における視覚的プロンプト，シェイピングの効果．高知リハビリテーション学院紀要8：63-66，2007
3) プロンプト・フェイディング法による立ち上がり動作練習．リハビリテーションと応用行動分析1：8-11，2010
4) 着座動作訓練に対する傾斜計の有効性．リハビリテーションと応用行動分析2：20-24，2011
5) 傾斜計を用いた重度片麻痺患者様に対する端座位練習の効果．リハビリテーションと応用行動分析4：1-5，2014
6) 認知症患者の病棟車椅子移動の自立に向けて．リハビリテーションと応用行動分析5：12-16，2015
7) 高次脳機能障害を合併した重症片麻痺者に対する車椅子駆動練習．高知リハビリテーション学院紀要17：15-20，2016

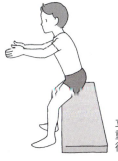
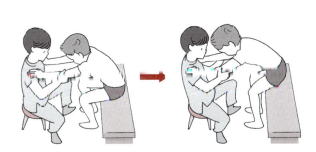

図1-37 身体的ガイドによる立ち上がり練習
セラピストの肩を押させるようにして重心を前方へ移動させながら，立ち上がりを実施．

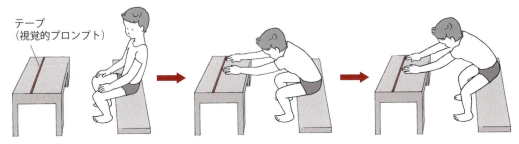

図1-38 視覚的プロンプトによる立ち上がり練習

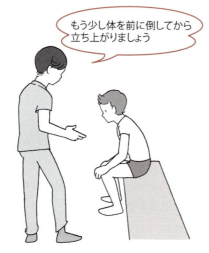

図1-39　言語的プロンプトによる立ち上がり練習

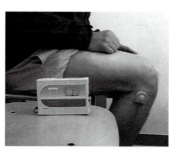

図1-40　立ち上がり時における下腿前方傾斜の学習
──フィードバック装置の使用

アニマ社製生体傾斜角訓練装置MA200.

えていきます．」

若手　「視覚的プロンプトは無誤学習のところでも出てきましたね．
　　　適正な方向に重心を移動させるため，手をつく位置や足部を引く位置をテープで示したらどうでしょう（図1-38）？」

達人　「すばらしい．ほかにも何か考えられますか？」

若手　「ンー．鏡を利用して重心移動を確認してもらうのはどうでしょう？」

達人　「それもいいですね！
　　　ただ，視線が動いてしまって，バランスに悪影響を与えないように注意しましょう．
　　　セラピストが『もう少し前に傾けて』と声をかけるなどの言語的（聴覚的）プロンプトを用いることもできます（図1-39）．
　　　言語的プロンプトで可能なら，フィードバック装置を併用するとより有効です．」

若手　「どのような装置なんですか？」

達人　「これは下腿の前方への傾斜をフィードバックすることで，前方への重心移動を学習させているところです（図1-40，動画1-4）．」

動画1-4

達人　「フィードバック装置の場合，適切な下腿の前傾に対して即時的に強化刺激（ブザー音など）が提示されます．ブザー音が鳴らなければ，立ち上がりの際にもう少し前傾を強めなければならないという手がかり刺激となります．」

達人　「言語指示のように最初からプロンプトが与えられているわけではないので，より自立的な学習です．」

達人　「また，私たちがほめると，おだてられていると感じる対象者の方もいると思いますが，相手が機械なのでそれはありません．」

若手　「身体的ガイド，視覚的プロンプト，聴覚的プロンプト，フィードバックというようにフェイディングしていくのですね．」

達人　「並行して用いてもOKですが，だいたいそのような感じです．」

b. 段階的な難易度設定

若手「プロンプトだけでは，立ち上がれない対象者がいると思うのですが．」
達人「機能障害が重度な対象者では，そうなるでしょう．
　　麻痺が重度で，下肢筋力低下があれば，立ち上がりはできません．」

> このような場合，**段階的な難易度設定**が有効でしょう．

若手「それはどういうことですか？」
達人「目標とする行動の難易度が高すぎて
　　プロンプト・フェイディングの技法が使えない場合に，威力を発揮します．」
達人「左片麻痺者の車椅子からの立ち上がり動作を例にとりましょう．まずは，車椅子からの立ち上がりに近い動作で，対象者が実施可能な場面設定を行いましょう．
　　筋力がなくても，バランスが悪くても，立ち上がれる状況をつくるということです．そして徐々に車椅子からの立ち上がりに近づけていきます．」
若手「これは無誤学習のところでも出てきましたね．
　　車椅子の座面の上に座布団などをおいて座面を高くすると，難易度は下げられます．」
達人「そのとおり．理解が進んでますね．
　　手すりはどうでしょう．平行棒と垂直棒，患側にバランスを崩しやすい対象者の場合，どちらが立ちやすいでしょう（**図1-41**，**1-42**）？」
若手「寄りかかれるので垂直棒が有利なのではないでしょうか．また引っ張って立ち上がれるので弱い下肢筋力でも立てそうです．」
達人「そうですね．
　　座面を上げて，垂直棒で立ち上がりを成功させましょう．
　　そして徐々に移乗動作中の立ち上がりに近づけていきます．」

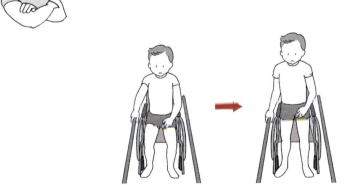

図1-41　平行棒による立ち上がり
平行棒の位置が低いため，垂直棒と比較して，より強い健側筋力と高いバランス能力が必要となる．

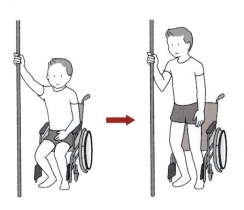

図1-42　垂直棒による立ち上がり
垂直棒を引くことで立ち上がりに必要な下肢筋力を代償できる．垂直棒に寄りかかることで立位バランスを保つことがより容易になる．

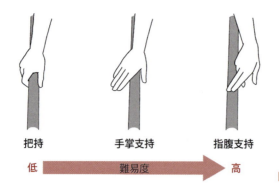

把持　　手掌支持　　指腹支持

低　　　難易度　　　高

図1-43　手支持パターンによる難易度設定

表1-14　段階的な難易度設定を用いた動作練習

1) Pusher症状を呈する片麻痺患者に対する立位歩行訓練．高知リハビリテーション学院紀要7：55-60，2006
2) 両側片麻痺患者の移乗動作への介入．リハビリテーション効果を最大限に引き出すコツ．第2版，三輪書店，東京，2012．pp182-185
3) Pusher症状を呈する片麻痺患者に対する座位保持練習．高知リハビリテーション学院紀要15：39-43，2014
4) 段階的難易度調整と称賛を用いた介入が重度認知症患者の立位保持時間に及ぼす影響．リハビリテーションと応用行動分析学5：34-38，2015
5) Pusher現象を呈した重症片麻痺患者に対する段階的難易度設定による座位・立位練習．高知リハビリテーション学院紀要17：1-8，2016
6) 重症片麻痺患者に対する段階的難易度調整を用いた方向転換練習の効果．高知リハビリテーション学院紀要17：9-14，2016
7) 意識障害を有する重症片麻痺患者に対する座位訓練．高知リハビリテーション学院紀要17：21-26，2016
8) 失語症を有する重度片麻痺患者に対する寝返り動作練習．行動リハビリテーション5：印刷中，2016
9) 半側空間無視を合併した重度左片麻痺症例に対する段階的難易度調整による歩行訓練の効果．行動リハビリテーション5：印刷中，2016
10) 段階的な難易度設定を用いた起立練習．行動リハビリテーション5：印刷中，2016

達人「正解はありません．どうやっていきましょう？」

若手「まず，座布団をなくして車椅子の座面の高さまで下げます．
　　　できるようになったら，次に垂直棒を平行棒に切り替えます．」

達人「さまざまな場所で立ち上がれるようになるには，平行棒を把持できない状態でも立ち上がれたほうがよいと思います．」

若手「平行棒を握る力を徐々に弱めてもらい，手掌支持，指腹支持と進めれば，手支持なしでの起立が可能になるのではないでしょうか（**図1-43**）．」

達人「難易度の段階づけが細かくできそうですね．
　　　おそらく無誤学習が可能でしょう．」

達人「いくつかの事例研究があるので**表1-14**にまとめておきましょう．」

若手「技術の問題に対するほかの介入方法を教えてください．」

c. 行動連鎖化

達人「Hさんの担当症例の寝返りを例にとって考えてみましょう．」

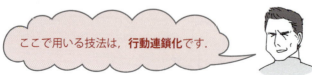

ここで用いる技法は，**行動連鎖化**です．

若手「行動連鎖化も無誤学習を実現するための技法ですか？」

達人「そうです．いくつかの方法があります．
　　　寝返りであれば，**表1-2**（☞p.12）の1．の行動要素から順につないでいく方法を，**順方向**

表1-15 逆方向連鎖化の技法を用いた動作練習

1) 脳血管障害患者に対する床からの立ち上がり動作練習の効果．高知リハビリテーション学院紀要11：23-26，2009
2) 小山智晴ほか：逆方向連鎖化の技法を用いた片麻痺者の起き上がり訓練．リハビリテーションと応用行動分析学2：12-15，2012
3) 進行性核上性麻痺患者に対する逆方向連鎖法を用いた起き上がり動作練習．行動リハビリテーション研究2：31-37，2013
4) 逆方向連鎖化の技法を用いた起居動作練習の効果——認知症を合併した重症片麻痺者における検討．行動リハビリテーション研究3：37-42，2014
5) 重症片麻痺患者に対する逆方向連鎖化を用いた起き上がり，寝返り練習の効果．高知リハビリテーション学院紀要16：13-16，2015
6) 重度片麻痺患者における下肢の挙上を用いた寝返り動作練習．高知リハビリテーション学院紀要16：17-20，2015

連鎖化といいます．この方法では，最初に右手で左手をつかむ動作ができないと，そこから先に進めなくなってしまいます．」

達人「すべての行動要素を練習してもらいたいので，口頭指示などのプロンプトを入れて行動を成立させます．これを**総課題提示法**といいます．」

若手「知識の問題に対する教示は，総課題提示法ですね．」

達人「そのとおり，飲み込みが早いですね．」

達人「もう1つ，**逆方向連鎖化**の技法があります．これは寝返りの最後の行動要素から練習します．つまり，寝返りを完了する動作から始めます．」

若手「変わったやり方ですね．どんな利点がありますか？」

達人「練習が動作を完了させて終わるので，『寝返りができた』という成功・達成という強化刺激が得られます．」

若手「どのような動作に適していますか？」

達人「移動動作であれば寝返りと起き上がり，立ち上がりです．いくつかの先行研究で逆方向連鎖化の有効性が報告されています（表1-15）．」

達人「寝返りでは，先ほどの評価からすると，患側手をつかむ，健側下肢を患側下肢の下に差し込む，顔を回転方向に向ける，健側上肢で患側を引っ張るが知識の問題でした．
下肢を挙上し，体を回転させることが身体機能や技術の問題によってできないということでした．」

達人「逆方向連鎖化の技法を導入した練習は，こんな感じになります（図1-44）．」

若手「なるほど！ クッションを使って体をあらかじめ傾斜させておくのですね．」

達人「そうです．
左手も右手で持たせておきます．健側下肢も患側下肢の下に差し込んでおきます．
わずかの回転努力によって寝返りが完成するようにしておくわけです．」

若手「これなら，顔の向きを変えるだけで寝返りができそうです．」

達人「そうですね．次はクッションを低くしていきます．」

若手「私の担当患者さんの場合，仰臥位で下肢を挙上できないので，回転できない可能性があります．」

達人「下肢の挙上を逆方向連鎖化の中に組み込みましょう．仰臥位で，このようにクッションを用いて下肢を挙上しておきます（図1-45）．こうすることで重心が高くなり，回転が容易になります．また，より少ない腹筋群，股関節屈筋群の活動で下肢を動かすことができるようになります．」

若手「だんだんクッションの高さを低くしていくのですね．」

達人「そのとおり．
クッションなしでできたら，健側下肢を自分で差し込んで寝返りするようにします．」

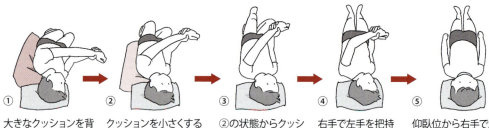

図1-44　逆方向連鎖化による寝返り練習

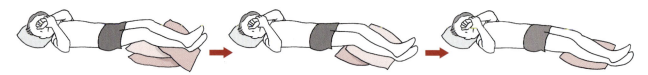

寝返りが可能となる高さまで下肢を挙上，適切な下肢の運動による寝返り練習　→　スムーズな運動が可能となった段階で徐々にクッションを除去

図1-45　下肢の挙上が困難な場合の対応
成功確率が70～80％を下回らないように難易度を設定．

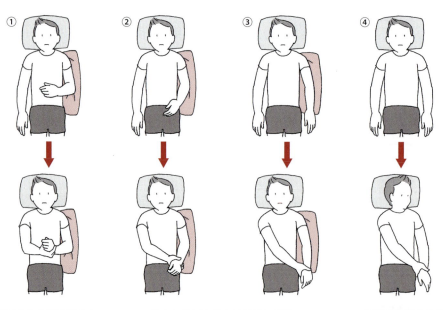

患側上肢の把持が成功する位置まで患側上肢を移動
上肢把持に成功　　徐々に患側上肢を外転位に移動　　通常の患側上肢位置から実施

図1-46　患側上肢の把持が困難な症例への対応
成功確率が70～80％を下回らないように難易度を設定．

達人「その次には，左上肢を右手でつかむところから寝返りを行います．」

若手「そこで手がつかめないときはどうしますか？」

達人「下肢の挙上と同じようにさらに細分化して，逆方向連鎖化を行います（図1-46）．
　たとえば，身体の側方に左手が位置していると右手で探せないとします．その場合，正中位に左手を位置させて行わせます．成功したら，徐々に身体の側方に左手を移動させていくのです．」

| 若手 | 「なるほど．これならできそうですね．」 |
| 達人 | 「段階的な難易度設定と同じです．70〜80%以上成功できるようにすることが肝要です．
下肢挙上が困難で，かつ患側上肢の把持が困難な症例であれば，図1-17にあるような11段階の逆方向連鎖化のプログラムを適用します．何度も同じ段階で足止めさせられるような難易度設定は避けましょう．」 |

| 若手 | 「最後まで行き着いたとしても，手順を忘れてしまうことはないですか？」 |
| 達人 | 「認知症を合併している方でも，逆方向連鎖化の中で成功させていると自然と手順を覚えてしまうことが多いようです．」 |

| 達人 | 「もし忘れてしまうようなら，知識の教示をしたままで技術の問題を解決してしまえばよいと思います．」 |
| 達人 | 「こうすることで，重症例でも確実に寝返りや起き上がり動作を自立させることができます．」 |

(3) 動機づけの問題への介入

| 若手 | 「ほかに有効な技法はありますか？」 |

> 知識，技術，身体機能の問題，いずれに対する介入であっても，反復練習が欠かせません．したがって，動機づけは必要不可欠な要素となります．動機づけの問題に対する介入は，必ず含まなければなりません．

| 若手 | 「具体的に教えてもらえますか？」 |
| 達人 | 「前にも言いましたが，ある環境の下で行動した結果『よいこと』が生じると，その行動の生起頻度は増加します（強化）．これは行動の基本原理です．
練習を繰り返し行わせるには，練習に『よいこと』を付随させることが必要です．」 |

| 若手 | 「『よいこと』とは，どういうことですか？」 |
| 達人 | 「行動した結果，対象者がよかったと思ったことすべてです．
主な強化刺激を表1-16にまとめました．
先ほどの対象者の起き上がり練習を例に考えてみましょう．
起き上がり練習を行った際，前回よりも上達したとセラピストにほめられたとしましょう．これは対象者にとって『よいこと』ですか（図1-48）？」 |
| 若手 | 「たぶんよいことです．だけど，大げさにほめられるとわざとらしく感じられるかもしれません．」 |
| 達人 | 「そのとおりです．受け取り方は対象者によって違うので，注意が必要です．
2つのケースを想像してみてください（図1-49）．歯医者と患者がいます．片方の患者は幼い女の子，もう片方は大人の男性です．歯医者さんは同じようにほめていますが，その機能はまったく違ったものになります．」 |

> ほめる際，最も重要なことは，ほめられてもよい状況でほめるということです．
> 対象者の方が，よくがんばった，うまくできたと思った瞬間にほめることが大切です．

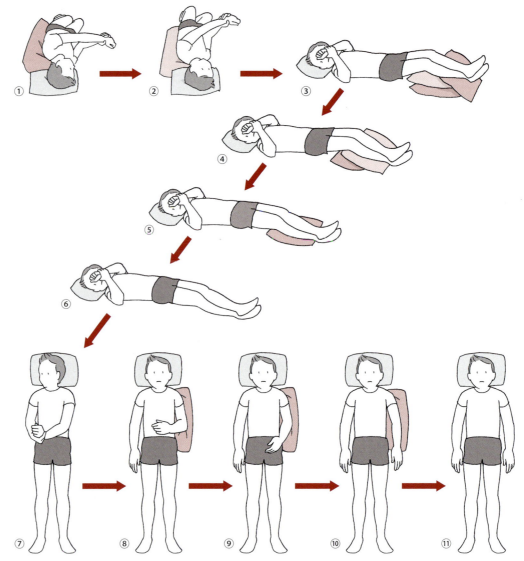

図1-47　11段階の逆方向連鎖化による寝返り練習

①：大きなクッションを背中に入れ，寝返る方向に体幹を傾斜，右足は左足の下に差し込み，右手で左手を把持した状態から寝返る．
②：クッションを小さくすることで，①よりも体幹の傾斜角度を小さくした状態から寝返る．
③：②の状態からクッションをなくし，寝返りが可能となる高さまで下肢を挙上．
④⑤⑥：スムーズな運動が可能となった段階で徐々にクッションを除去．
⑦：右手で左手を把持した状態から右足を左足の下に差し込み，寝返る．
⑧：患側上肢の把持が成功する位置まで患側上肢を移動．上肢を把持して寝返る．
⑨⑩：徐々に患側上肢を外転位に移動．上肢を把持して寝返る．
⑪：通常の患側上肢位置から上肢を把持して寝返る．

表1-16　重要な強化刺激

社会的強化	称賛，注目，拍手，うなずき，身体接触など
活動性の強化	好みの活動を強化刺激とする 例：「この課題が終わったら休み時間」
報酬，トークンエコノミー法	例：「このシールが10枚集まったら，好きな漫画が借りられる」
社会的評価	動作能力の向上をフィードバック
自己内在型強化刺激	動作練習することで動作能力が改善していることを実感．動作練習自体が楽しいものに変化

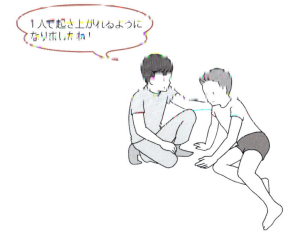

図1-48 社会的強化（称賛・注目）

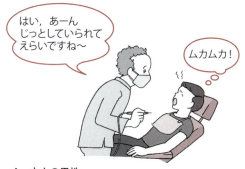

A 大人の男性
大人にとっては，歯の治療中にじっとしていることは当たり前の行動である．したがって，これをほめた場合にはバカにされたように感じる可能性が高い．

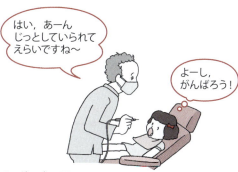

B 幼い女の子
小さな子どもにとっては，歯の治療中にじっとしていることは簡単なことではない．したがって，これをほめることは子どもにとって強化刺激となる可能性が高い．

図1-49 ほめればいいというものではない！

若手 「無誤学習過程であれば，自然と適切にほめることができそうですね！」

達人 「そのとおりです．
　言葉でほめる以外にも，うなずき，拍手，笑顔，身体接触なども利用できます．」

達人 「無誤学習過程で成功・上達が認められたときに，具体的にほめることが重要です．
　『初めて肘立てが自分でできましたね』のようにです．」

達人 「データを示してほめることは，より有効です．
　『昨日はクッション2つからの寝返りでしたが，今日はクッション1つで成功しましたね』などです．」

若手 「動作自立度などは，具体的なデータにできないことも多いと思うのですが？」

達人 「課題分析を利用すれば，動作自立度をデータ化できます．
　これまでに，片麻痺の寝返りの評価チャート（表1-2 ☞ p.12）を示してきました（詳細はp.67，Ⅱ章②ADL評価表を作ろう の項参照）．
　これを利用して，1つひとつの行動要素を実施するために必要だった介助の種類によって，得点化します．」

達人 「ここでは，指示なしでできたら2点，口頭指示や手本を示すことでできたら1点，身体的介助が必要だったら0点としましょう．表1-17の行動要素は6個なので，12点満点の評価チャートとなります．」

達人 「たとえば，Hさんの担当症例の現時点での起き上がり点数は，4点となります．
　こうすることで，前回に比べ何点よくなったのか，どの行動要素ができるようになったのかが明らかとなります．図1-50のように改善のトレンドを示してほめることもできます．」

表1-17 左片麻痺者の寝返り動作

	自立2点	口頭指示1点	介助0点
1. 左上肢を右手でつかむ	☐	☑	☐
2. 右下肢を左下肢の下に入れる	☐	☑	☐
3. 以下の3つの動きを同時に行う			
1) 左上肢を右側へ引っ張る	☐	☑	☐
2) 頸部を右回旋する	☐	☑	☐
3) 右下肢で左下肢をすくって挙上する	☐	☐	☑
4. 右側へ寝返る	☐	☐	☑

1人で可能な場合2点，口頭指示が必要な場合1点，介助が必要であれば0点．
よって，寝返りの点数は4点となる．

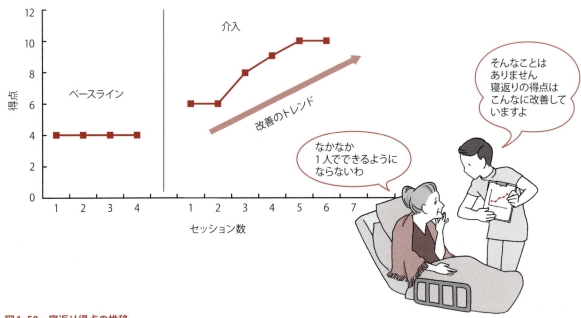

図1-50 寝返り得点の推移

若手　「これなら動作自立度についても具体的にほめられますね．
　　　ほめることについて，ほかに注意点はありますか？」

達人　「そうですね．起き上がりで一番難しい行動要素は肘立て位まで起き上がる動作ですよね．失敗するとしたらどういう形ですか？」

若手　「肘立て位まで身体を持ち上げられない場合と，持ち上げても後方へバランスを崩してしまう場合です．」

達人　「肘立て位まで身体は持ち上がったが後方へバランスを崩してしまった場合，どうしますか？」

若手　「前方に重心を持ってくるよう，注意します．
　　　あ！　注意はよくないんですけど．」

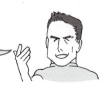

そういうときには，**シェイピング**という技法があります．適切な動作が出たとき，すかさずそれを称賛します．そして，その他の不適切な行動は無視するというほめ方です．

達人　「この症例の場合，肘立て位まで身体を持ち上げることが難しく，バランスまで気配りができないようです．シェイピングでは，身体を持ち上げる行動に注目し，バランスについては無視

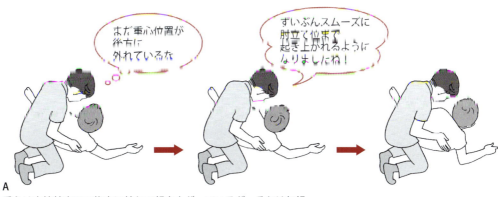

A
重心は支持基底面の後方に外れて起き上がっているが，それは無視．
背中に手を入れてバランスの崩れを補助．

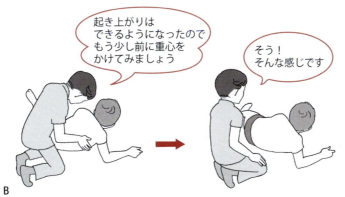

B
確実に起き上がりができるようになった段階で，重心位置の修正を開始する．

図1-51　シェイピングの技法

します．セラピストは背中に手をまわして後方へのバランスの崩れを防止します（図1-51A）．」

達人　「身体が持ち上がったら，『できましたね』とほめます．身体を持ち上げる動作が自然にできるようになったら，次の段階に進みます．」

達人　「身体の持ち上げには注目せず，重心を適切な位置にコントロールする行動に注目します（図1-51B）．」

若手　「ふ〜ん，簡単ですね．」

達人　「そんなことはありません．
　　　私たちは，患者さんができていないところがあると，無意識のうちに注意してしまうものです．
　　　それをぐっとこらえられるようになるには，修業が必要です．」

達人　「それから，できたことに敏感に反応してほめる必要があります．」

若手　「そんなものですか！」

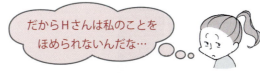

若手　「動機づけのために，ほめる以外の方法はありますか？」

達人　「対象者が欲しいものや，好みの活動や物をご褒美にすることもできます．
　　　この場合，すぐにご褒美がもらえると飽きてしまうので，トークン・エコノミー法という技法が用いられます．これは，ポイントがたまればご褒美がもらえるというルールを設定する方法です．」

若手　「ご褒美！　そんなのありですか！」

達人　「表1-18のような先行研究では，多様な強化刺激が用いられています．
　　　お茶を持って散歩に出かける行動を強化刺激として，重症CVA患者の着衣動作中の座位保持

表1-18　さまざまな強化刺激を用いた先行研究

1) ルール制御理論に基づく座位バランス訓練の有効性．総合リハビリテーション29：651-654, 2001
2) 糖尿病患者の歩行量獲得を目的とした介入．リハビリテーション効果を最大限に引き出すコツ．三輪書店, 東京, 2008. pp130-134
3) 間食行動に対する応用行動分析学的介入——トークンエコノミー法を用いて．リハビリテーションと応用行動分析学1：16-20, 2010
4) 運動障害性構音障害患者に対する身体接触の有効性．行動リハビリテーション2：38-42, 2013
5) 拒否的な患者に対する起立歩行訓練——喫煙を強化刺激とした介入．行動リハビリテーション3, 2014
6) 賞賛方法の違いが理学療法参加率に与える影響——重度失語症患者における検証．高知リハビリテーション学院紀要16：29-34, 2015
7) 拒否的な認知症患者に対する介入——強化刺激としての身体接触の有効性．行動リハビリテーション4：2-7, 2015
8) 視覚障害・認知症を有する患者に対する触覚教示と賞賛による立ち上がり動作練習．行動リハビリテーション3：49-52, 2014
9) 維持期の失語症患者に対する音読訓練．行動リハビリテーション3：58-61, 2014
10) 運動療法を拒否していた失語症患者に対する応用行動分析学的介入効果．高知リハビリテーション学院紀要17：27-30, 2016
11) 食形態が認知症により摂食嚥下障害を呈した患者の摂食量に与える影響．行動リハビリテーション5：印刷中, 2016

行動を促通した介入，ブランドのバッグをご褒美として歩行量の維持と体重コントロールに成功した介入，糖尿病の患者にお菓子をご褒美として間食の抑制に成功した介入，喫煙をご褒美としてCVA患者の立ち上がり練習量・歩行量の増加に成功した介入などが報告されています*.」

*お菓子や喫煙については，担当医師との相談のうえ実施しています．

若手「お菓子や喫煙も！　柔軟な発想ですね．」

達人「ご褒美以外に，見通しを示すことも重要です．
　　見通しとは，やるべきことが明確で，やればできそう，やるとよいことがありそう，という情報です．」

いいなあ
わたしもやってもらいたいなあ

若手「具体的に教えていただけますか？」

達人「次のどちらの説明が勉強行動を引き起こしやすいと思いますか？」

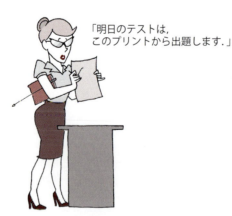

「明日のテストは，このプリントから出題します．」

Aパターン

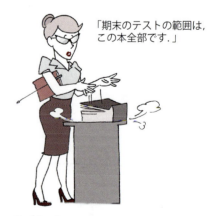

「期末のテストの範囲は，この本全部です．」

Bパターン

若手「断然Aパターンです．なるほど，これが見通しですか．」

達人 「そうです．では，どちらの説明が手術に踏み切りやすいですか？」

「肺がんです．
手術した場合の5年生存率は
70％です．」

Aパターン

「肺がんです．
手術した場合でも
5年後に生きているかどうかは
わかりません．」

Bパターン

若手 「これもAパターンです．」

達人 「Aパターン，Bパターンとも，5年後の生存は不明確です，という内容です．
このあいまいな70％という数字が大切なのです．具体的な数字を示されると，そちらのほうがより見通しが示されたと感じやすいのです．」

達人 「先ほど，寝返り動作の評価チャートについて説明しました．12点満点，6の行動要素で形成されています．
これをふまえて，2種類の説明を聞いて下さい．どちらが移乗動作練習に熱心に取り組めますか？」

達人 「Aパターン：今，依然として介助が必要な状況です．がんばって練習をしましょう．必ず自立できます．」

達人 「Bパターン：現在の得点は4点です．先週の0点に比較して4点改善しています．これまでの先行研究では，8点以上の患者は1週間の練習で80％以上が動作自立にいたります．」

若手 「もちろんBパターンです．こんなことが説明できたらすごいですね！」

達人 「どの程度よくなったかについてはフィードバックできます．しかし，いつまでに動作が自立するかという予測は，データの蓄積が必要なので，今のところ無理です．」

若手 「そうなんですね！
私たちにかかっているということでしょうか？」

達人 「そのとおりです．一緒に，より有効なADLの学習方法をつくり上げていきましょう．」

若手 「はいっ！　どうもありがとうございました．この方法で介入するのが楽しみです．
まず，寝返りと起き上がり動作と移乗動作を自立させます．
また悩むことがあったら，相談させてもらいます．」

> **まとめ**
> ①ADL障害は機能障害のみによって決定づけられるものではない．知識，技術，動機づけの問題を加えた4点からADL障害の原因を分析する．
> ②繰り返される失敗は動作学習を阻害する．成功・上達を体感できるADL練習を創出しなければならない（無誤学習）．
> ③プロンプト・フェイディング，段階的な難易度設定，逆方向連鎖化などの技法を用いることで，無誤学習過程は創出できる．
> ④課題分析に基づいたADL評価を実施し，シェイピングや多様な強化刺激を利用することで，動機づけに配慮したADL練習ができる．

C 動作指導体験

それでは，達人の動作指導の様子をみてみましょう．今回は，模擬大腿義足歩行練習と非利き手による箸操作を取り上げました．撮影に協力してもらった方々には，義足歩行や箸操作ができないような身体機能の問題，動機づけの問題はありません．動作ができないのは知識や技術がないからです．

模擬大腿義足歩行，非利き手による箸操作とも，難しい動作です．達人の指導によって動作学習がこんなに進むのか，と驚かれるはずです．これが無誤学習の威力です．

勉強した後，できれば他者に模擬大腿義足歩行や箸操作を教えてみてください．段階的な難易度設定，身体的ガイド，プロンプト・フェイディング，シェイピングなどの技法を実際に使うことで，動作練習の極意を体験できることでしょう．

1 模擬大腿義足を装着した対象者に歩行練習を指導してみよう

模擬大腿義足を用いると，健常者が擬似的に切断者の義足歩行を体験できます．

今回，使用した模擬大腿義足（**図1-52**）は，膝関節屈曲105°位で装着するソケットと膝継手（Otto Bock社製3R95，油圧単軸膝継手），足部（Otto Bock社製1S90サイズ25 cm）から構成される右下肢用のものです．

ソケットのフィッティング調節は，ソケット内の軟性ソケットやソケット後面のベルクロの締めぐあいで調節しました．装着荷重時に疼痛が生じないこと，ソケット内で大腿および下腿部にゆるみが生じないことを確認したうえで，アライメント調整を行いました．

義足アライメント設定はOtto Bock 3R95 使用説明書（p.2〜4，p.92〜97）に準じ，熟練した理学療法士が静的・動的アライメントを歩行練習前に設定しました．

（1）歩行練習前の義足歩行の状態（動画1-5）

動画1-5

練習前に，模擬大腿義足装着下での10 m歩行評価を実施しました．

10 m歩行時間は48秒でした．また，体勢を崩すような膝折れが4回ありました．

前額面における歩容評価では，終始，基底面を広く取った外転歩行が観察されました．立脚期に義足側への体重の受け渡しが不十分な状態であり，常に非義足側に重心をおいた歩行状態でし

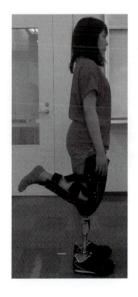

図1-52　模擬大腿義足

た．矢状面における歩容評価では，健側揃い型歩行，もしくは後ろ型歩行が多く観察されました．そのほか，立脚中期にかけて，体幹を前屈させることにより膝継手軸よりも前方に重心を位置させ，膝折れを回避しようとする異常が観察されました．

(2) 無誤学習過程の創出

a．義足歩行の課題分析

義足歩行を歩行周期（**図1-53**，**表1-19**）によって5期に細分化しました．

第1期は踵接地期から足底接地期まで，第2期は足底接地期から立脚中期まで，第3期は立脚中期から踵離地期まで，第4期は踵離地期から遊脚初期まで，第5期は遊脚初期から踵接地期までです．

b．基礎練習

歩行練習に先立ち，平行棒内での基礎練習から開始します．

①平行な足部位置での義足側への荷重練習（**動画1-6**）

動画 1-6

この練習では，義足側への荷重時に義足側股関節伸展筋群の収縮による膝継手の随意的制御を習得させます．

まず，歩隔10cm程度の左右平行な足部位置で，体重を均等にかけた立位姿勢をとります．次

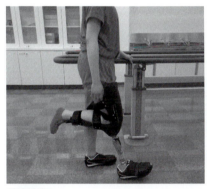
踵接地期

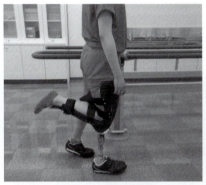
足底接地期

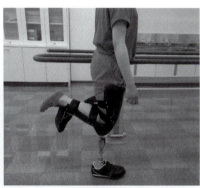
立脚中期

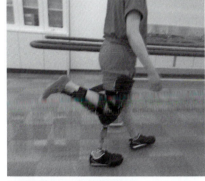
踵離地期

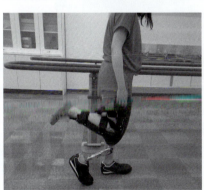
遊脚初期

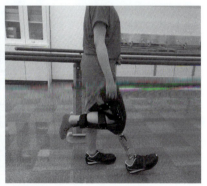
踵接地期

図1-53　歩行周期

表1-19　歩行周期の用語

踵接地	initial contact：IC	イニシャルコンタクト	初期接地
立脚中期	mid stance：MSt	ミッドスタンス	立脚中期
足尖離地	pre-swing：PSw	プレスウィング（の終わり）	前遊脚期の終わり
	initial swing：ISw	イニシャルスウィング（の始まり）	遊脚初期の始まり
減速期	terminal swing：TSw	ターミナルスウィング（の一部）	遊脚終期の一部

に，義足側への荷重量を増しながら義足側股関節伸展筋群の収縮を促し，義足膝継手を随意的に伸展させる練習を行います．さらに，義足側への荷重量を増やしながら，最終的には片脚立位姿勢での膝継手制御を習得させます（図1-54）．

また，義足足部が全面接地した状態で義足側股関節伸展筋群の収縮を確認しながら，同時に体幹屈曲伸展側屈中間位，膝継手伸展位（以下，「適切な姿勢」）を常に求めます．

なお，この練習課題において，義足側膝継手が意図せず急激に曲がること（以下，膝折れ）は強烈な嫌悪刺激（失敗経験）となり，義足歩行練習を弱化させてしまう可能性があります．そのため練習開始時には，膝折れさせないような課題に難易度を下げる必要があります．

この難易度の調整は，平行棒支持形態，歩幅，プロンプトの種類と量（プロンプトの種類：身体的ガイド，視覚的目標提示，適切な口頭指示など）で行います．

「適切な姿勢」保持が可能となれば，徐々に課題の難易度を上げていきます．平行棒支持形態は，両手から片手支持へ，筒握りから手掌支持へ，そして指腹支持へ変更していきます（図1-55）．身体的ガイドは，最初は適切な運動方向へ骨盤をセラピストの手で誘導します．ついで，運動方向と逆からセラピストが抵抗を加え，それに抗するようにさせて運動を誘導します．最後には身体的ガイドをなくします．口頭指示も徐々に減らし，最終的にはプロンプトをなくした状態で課題の遂行を求めます．

セラピスト側が動作の修正を求める際には，できている部分への「承認と称賛」および「具体的な修正方法の提示」が重要です．

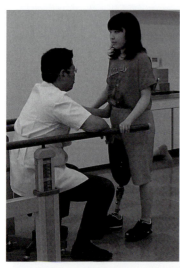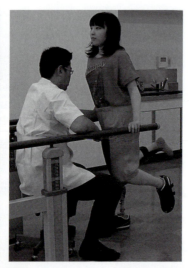

図1-54 義足への荷重練習（平行な足部位置）

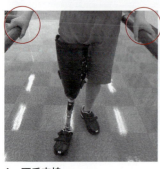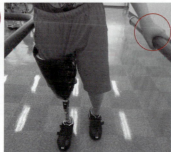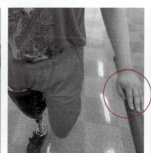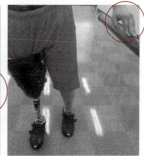

A 両手支持　　B 片手支持　　C 手掌支持　　D 指腹支持

図1-55 平行棒支持形態の変化

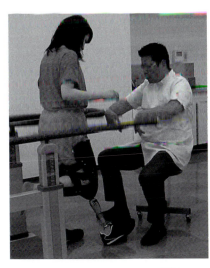 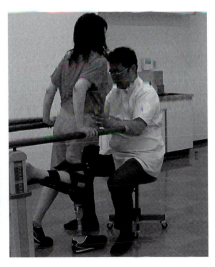

図1-56　IC～MStまでのステップ練習

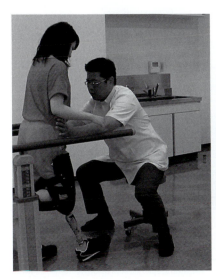 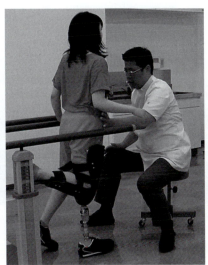 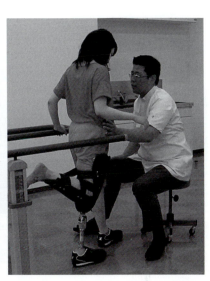

図1-57　IC～PSwまでのステップ練習

②義足側足部を前方へ半歩踏み出してのステップ練習（**動画1-7**），③ステップ幅を拡大しての練習（**動画1-8**）

　この練習では，義足側を前に踏み出した状態で，義足側前方への体重移動時に必要な義足側股関節伸展筋群による膝継手の随意的制御を習得させます．まず，義足足部を半歩程度前に出して（図1-56）義足側への荷重を増やしながら，義足側股関節伸展筋群の随意収縮を促します．この際も常に「適切な姿勢」を求めます．

　この練習課題でも，最初は課題の難易度を下げるため，平行棒支持形態，義足側の歩幅，プロンプトの種類と量を適宜調整します．そして「適切な姿勢」保持が可能となったら，徐々に課題の難易度を上げる目的でだんだんと歩幅を拡大させながら，前述したようにプロンプトをなくしていきます．

④連鎖化による立脚期練習（**動画1-9**）

　この練習では，「適切な姿勢」を保持しながら義足前足部まで体重移動させ非義足側を踏み出させます．前述した第1期から第2期までの練習に加えて，「適切な姿勢」を保持させたまま，前方へ倒れるようなイメージで体重移動し，非義足側を踏み出させます（図1-57）．

　この練習課題でも，最初は課題の難易度を下げるため，平行棒支持形態，義足側の歩幅，プロンプトの種類と量を適宜調整します．そして「適切な姿勢」保持が可能となれば，徐々に課題の

動画1-7

動画1-8

動画1-9

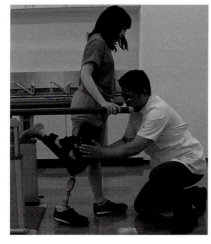
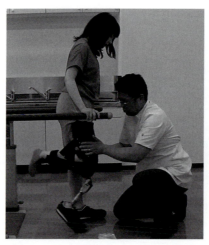
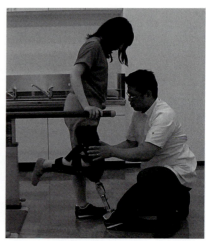

図1-58　ISw～TSwまでの振り出し練習

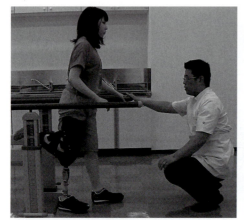
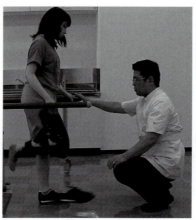
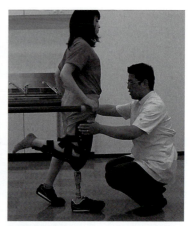

左足を1歩前に出した姿勢から　　義足が空中に浮いている（遊脚相）　　義足側へ体重をのせた（股関節伸展した）ところ

図1-59　TSw～MStまでの振り出し・荷重練習（連鎖化）

難易度を上げる目的でだんだんと歩幅を拡大させながら，前述したようにプロンプトをなくしていきます．

⑤遊脚期練習（**動画1-10**）

この練習では，義足足部のトゥクリアランスを確保させるための適切な振り出し，ならびに義足側踵接地の準備を習得させます．まず，適切な義足側の振り出し方向を学習させるため，義足側股関節の屈曲方向と強さを教示します（図1-58）．この練習課題でも①～③と同様の難易度調整を行います．

⑥連鎖化による遊脚期から立脚期練習（**動画1-11**）

この練習では，義足側の適切な振り出し，義足側踵接地に引き続く，義足側股関節伸展筋群による膝継手の随意的制御を習得させます．まず，前述した⑤遊脚期練習と③ステップ幅を拡大しての立脚期練習を連続して行います（図1-59）．この練習でも，最初は課題の難易度を下げるため，平行棒支持形態，プロンプトの種類と量を調整します．そして，振り出しや「適切な姿勢」保持が可能となったら，徐々に課題の難易度を上げていきます．

c．全体練習（段階的な難易度の上昇）

①全体練習（平行棒内歩行（**動画1-12**）），②全体練習（平行棒外歩行（**動画1-13**）），③全体練習（机伝いでの歩行（**動画1-14**））

この練習では，これまで実施してきた基礎練習過程の成果を一連の歩行動作としてつないでいきます．課題は，連続した歩行練習となります．この練習課題でも，最初は課題の難易度を下げ

動画1-10
動画1-11
動画1-12
動画1-13
動画1-14

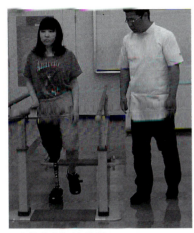
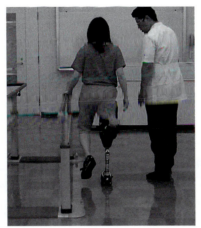
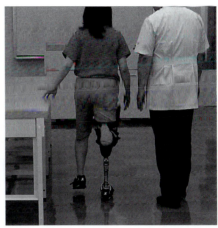

平行棒内歩行(左遊脚)　　　　　平行棒外歩行(左遊脚)　　　　　机伝いでの歩行(左遊脚)

図1-60　全体練習における段階的な難度の上昇

るため，平行棒支持形態，プロンプトの種類と量を適宜調整します．そして，立脚期の「適切な姿勢」保持や遊脚期の適切な振り出しが可能となったら，徐々に課題の難易度を上げていきます．平行棒支持形態は，両手から片手支持へ変更，筒握りから手掌支持，指腹支持，さらに平行棒外から机や壁伝い歩行（**図1-60**），独歩へ変更します．

(3) 練習後の義足歩行の状態 (動画1-15)

　練習後に，練習前と同じ条件で10m歩行評価を実施しました．10m歩行時間は18.5秒で，大幅な時間短縮を認めました．また，体勢を崩すほどの膝折れ回数は4回から0回に減少していました．前額面における歩容評価では，終始認めた外転歩行の程度は改善したほか，義足側荷重応答期には義足側へ十分な体重移動が観察されるようになりました．矢状面における歩容評価では，完全な前型歩行に変化しました．立脚中期での体幹の前屈は認めず，立脚期では常に「適切な姿勢」保持が可能となりました．その他，多少の歩幅の不同を認めますが，適切なトゥクリアランスが得られたスムーズな遊脚期が観察されるようになりました．全体的には，左右の立脚時間が揃ったリズミカルな歩行になっています．

　この練習後の歩行評価で，さらなる歩行能力の向上が期待できる点が観察されました．それは，「歩幅の不同」，「上肢の振りの不同」です．今回の練習はこれらに対応する練習過程を含んでいなかったため，これらへの対応には別の練習過程が必要と考えられます．

2 非利き手による箸操作を指導してみよう

箸操作は，日常生活の中でも巧緻性を必要とする難易度の高い動作です（図1-61）．日本でも，成人の約半数は正しい箸操作ができていません．非利き手で行う箸操作はきわめて難易度が高いと言えるでしょう．

(1) 練習前の状態（動画1-16）

左手（非利き手）による箸操作です（図1-62）．最初，正しい箸の持ち方ができていましたが，すぐにその形は崩れます．対象物を何度もつまみ損ねたり，箸先が閉じられなかったりといった現象が観察できます．対象物を把持できたときでも，把持パターンは正しい箸の持ち方から大きく逸脱しています．

今回の動作練習の目標は，左手によって正しい箸の持ち方で対象物を流暢につまみ，皿に移動することです．

(2) 無誤学習過程の創出

a. 身体的ガイドの紹介

筆者が箸操作練習のために考案した身体的ガイドを紹介します．

最初は，滑り止めシートを5mm幅にカットしたテープです（図1-63）．これを第4指DIP関節の遠位に巻きます．テープが第4指背側での箸のずれを防止する役割を果たします．

もう1つの身体的ガイドはプレートです（図1-64）．これは第4・5指の適度なMP関節屈曲角

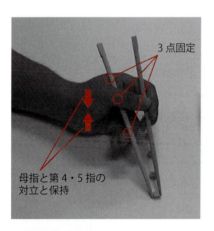

図1-61 箸操作のポイント

上側の箸の操作：
　第3指の伸展による箸先の開き，第2指の屈曲による箸先の閉じ．
下側の箸の固定：
　3点固定：第2指のMP関節近位部，第4指DIP関節背側と母指による3点固定．
　母指と第4・5指の対立位保持．
　第4・5指MP関節の適度な屈曲位保持．

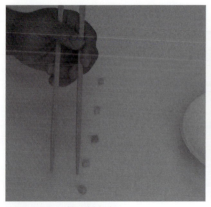
左手の正しい箸の持ち方

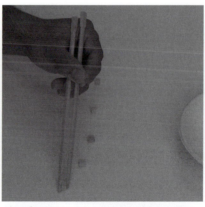
消しゴム角をつまもうとすると不適切な箸の持ち方に変化．この図では下側の箸が第3指に位置している（正しい位置は第4指背側）．上側の箸は第1指と第2指のみで把持

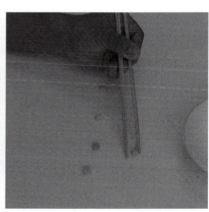
消しゴム角をつまもうとするが，箸先を閉じることができない

図1-62 左手による箸操作（練習前）

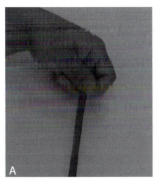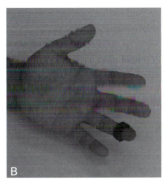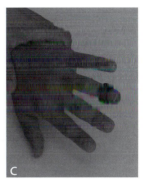

図1-63　身体的ガイド①：滑り止めテープ

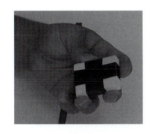

図1-64　身体的ガイド②：プレート

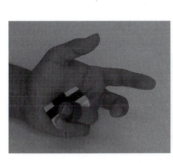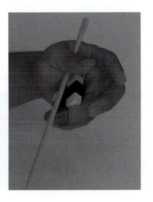

図1-65　プレートと下側の箸固定

度の保持と，PIP関節の過度の屈曲を防止する役割を果たします（**図1-65**）．

このほか，箸操作では第1指と第4・5指が対立位をとり続けていることが重要なポイントです．

b. 基礎練習過程

①下側の箸の固定練習（**動画1-17**）

この動画では，下側の箸の固定が正しくできています．

②上側の箸操作の練習

上側の箸操作不十分（**動画1-18**）：次に，上側の箸操作だけを練習します（**図1-66**）．第1, 2, 3指によって鉛筆を持つように箸を把持します．箸先を下げるときは人差し指で，上げるときは中指で行います．右手は第4・5指の動きをブロックしています．動画では，第2指の屈曲によって箸先を下げた際，3指のDIP関節が必要以上に屈曲し，上側の箸が不安定になっています．これでは下側の箸と上側の箸を同時に操作することは困難です．

上側の箸操作十分（**動画1-19**）：「箸を上下させたとき，第2・3指が一緒に動くようにしましょう」と口頭指示をした後，もう一度練習を行っています（**図1-67**）．この動画では，第2・3指を協調させて動かすことができています．

このように，それぞれの行動要素を完成させたうえでつないでいきます．失敗を回避するため

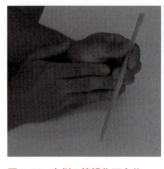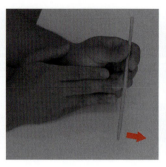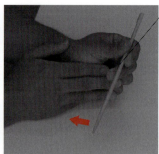

箸先を閉じた際，必要以上に第3指DIP関節が屈曲している

図1-66　上側の箸操作不十分

箸を上下させた後，第2・3指が一緒に動くようにしましょう

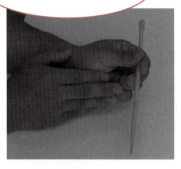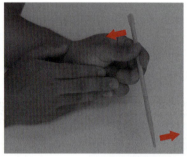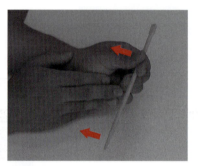

図1-67　上側の箸操作十分

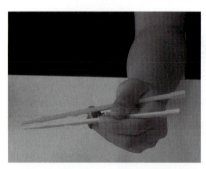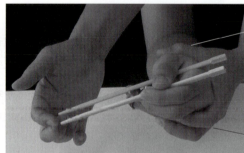

第1指と第5指の対立位を保持

第4・5指MP関節の伸展をブロック

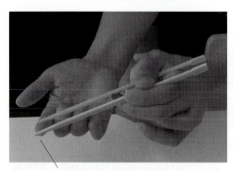

セラピストの指先は箸先を下ろす位置を示す　　上側の箸先が下側の箸の下に下りている

図1-68　徒手によるガイドと箸合わせ

の連鎖化の技法です．

③箸合わせの練習

　徒手によるガイドと箸合わせ（**動画1-20**）：この動画では，徒手によるガイドを行っています（図1-68）．目的は，第1指と第4・5指の対立位保持と第4・5指MP関節の伸展をブロックすることです．緊張が高まると，対立位保持とMP関節の屈曲位保持が難しくなります．

動画 1-20

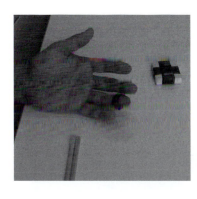 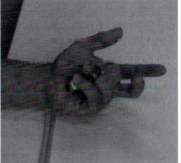

プレートを把持　　　　　　　　　下側の箸を固定

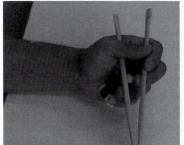

上側の箸を把持　　　　箸先合わせ　　　　　箸先が適切な位置に下りている

図1-69　箸の持ち直しと箸先合わせ

　その条件で箸先合わせの練習を行っています．上側の箸の箸先を下側の箸の下に下ろせることが重要なポイントです．セラピストの指先は，箸先が下りるべき位置を示しています．不適切な力の使い方をした場合，上側の箸先を下側の箸の下に下ろすことはできません．

　対象物をつまむ前には，この操作ができることを確認します．

　箸の持ち直しと箸先合わせ（**動画1-21**）：緊張したり疲労したりすると，動作学習の効率が悪くなります．そういったときには，いったん箸をおいて緊張をほぐします．一度うまくいっていた箸の持ち方を止めることには不安が伴います．そこで，箸を持ち直しても同じ持ち方がまたできるということを経験してもらいます．

　この動画では，徒手によるガイドなしで適切な位置に上側の箸を下ろすことができています（**図1-69**）．

ⓓ対象物をつまむ練習

　フルアシストでのスポンジつまみ（**動画1-22**）：対象物をつまむ練習を開始します（**図1-70**）．失敗しないように，消しゴム角よりも大きく，軽くて滑りにくいスポンジ角を対象物とします．段階的な難易度設定です．

　滑り止めテープと屈曲位保持プレート，徒手によるガイドを用いて，失敗させないようにスポンジをつまみに行きます．5回のアプローチすべてに成功しています．うまくいったときには，「称賛」という強化刺激を随伴させます．これが無誤学習です．

　スポンジ圧迫①（**動画1-23**）：対象物をつまむ際の力の入れぐあいを学習させるため，この動画ではスポンジを圧迫してもらっています（**図1-71**）．最初のスポンジ角は徒手によるガイドを行わないで圧迫できていますが，2つ目ではうまくつまめていません．**失敗させないよう徒手によるガイドを追加し，適切な箸の持ち方に修正しています．**その後，上側の箸の箸先を下側の箸の下に下ろせることを確認しながら，4回連続でスポンジ角の圧迫に成功しています．

　誤りを繰り返させないことが重要で，70〜80％は成功させる必要があります．

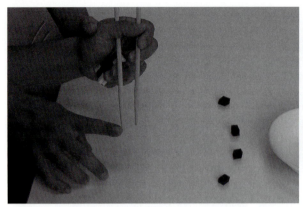
箸合わせの練習

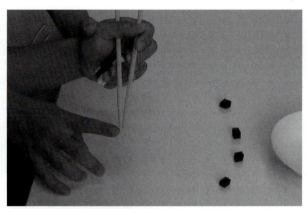
適正な箸の下ろし位置を確認

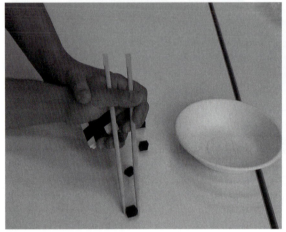
スポンジつまみ

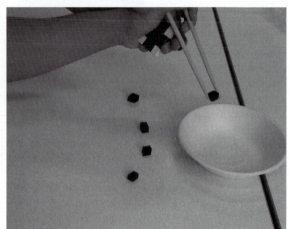
スポンジ移動

図1-70　フルアシストでのスポンジつまみ
セラピストの徒手によるガイド，屈曲位保持プレート，滑り止めテープの使用．

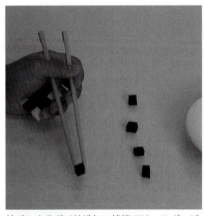
徒手によるガイドがない状態では，スポンジの圧迫が困難

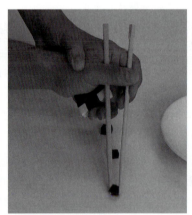
徒手によるガイドの追加

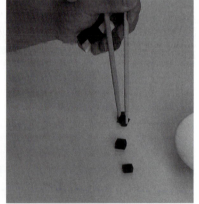
スポンジの圧迫に成功

図1-71　スポンジ圧迫①

　スポンジ圧迫②（**動画1-24**）：ここでは，徒手によるガイドのない状態で，スポンジ角の圧迫に5回連続で成功しています（**図1-72**）．100％成功するようになったら難易度を上げていきます．

　これらの動画（**動画1-23**と**動画1-24**）は，目標とする動作（徒手によるガイドがない状態での箸操作）を反復することが学習を進めるうえで必ずしも重要ではないということを示しています．そして，失敗をさせない状態で反復練習をすることが動作学習を進めるうえでより重要であ

動画1-24

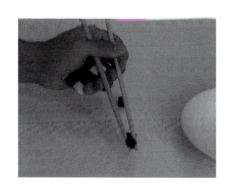

図1-72　スポンジ圧迫②
徒手によるガイドなしでスポンジの圧迫に成功．

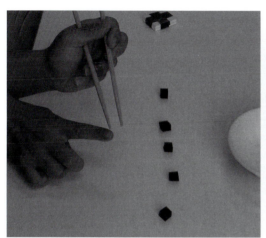

箸先合わせ練習

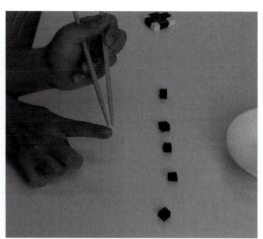

適正な箸先下ろし位置の確認

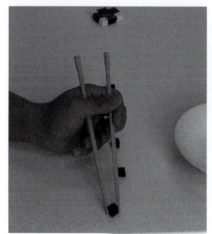

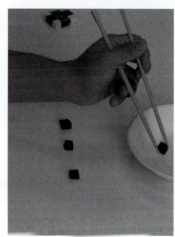

図1-73　プレート除去①

ることがわかります．

c．フェイディングと段階的な難易度の上昇

①プレート除去

プレート除去①（**動画1-25**）：この動画では，屈曲位保持プレートを除去した状態でスポンジ角のつまみを行っています（**図1-73**）．把持する前には，必ず上側の箸の箸先を下側の箸の下に下ろせることを確認しています．5回連続で成功しています．

動画1-25

プレート除去②（**動画1-26**）：この動画では，速度を上げてスポンジ角のつまみを行っています．先ほどと同様に，上側の箸の箸先を下側の箸の下に下ろせることを確認しています．5回連続で成功しています．

動画1-26

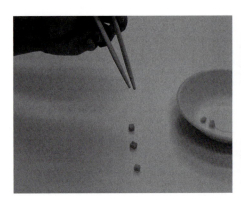
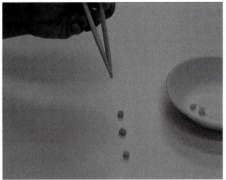

適正な箸先下ろし位置の確認

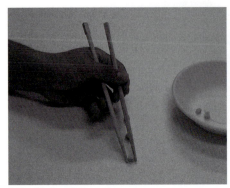
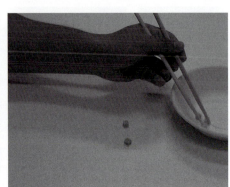

消しゴム角つまみ　　　　　　　　消しゴム角移動

図1-74　消しゴム角

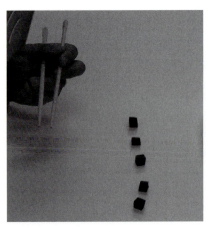
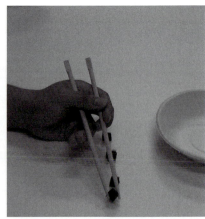

適正な箸先下ろし位置の確認　　　スポンジつまみ

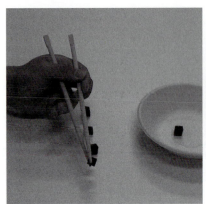
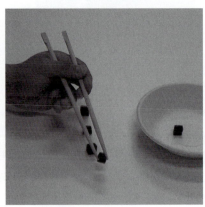
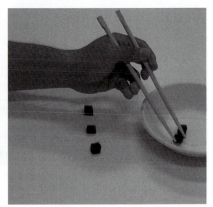

不適正な箸先下ろし位置，それによって箸先がねじれる現象　　ねじれの自己修正　　スポンジ移動

図1-75　滑り止め除去（ガイドなし），スポンジ角，反復練習①

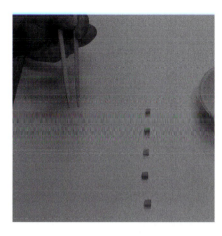
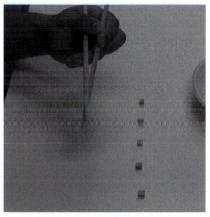

適正な箸先下ろし位置の確認

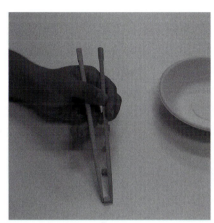
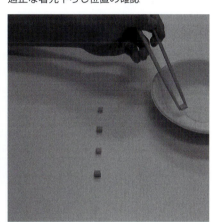

消しゴム角つまみ　　　　　　　　消しゴム角移動

図1-76　ガイドなし，消しゴム角，反復練習①

②プレート除去，消しゴム角（**動画1-27**）

この動画では，対象物を小さな消しゴム角に変えて箸操作を行っています（**図1-74**）．1度つまみ損なう場面がみられましたが，それ以外は正しい持ち方でつまみに成功しています．

③滑り止め除去（ガイドなし），スポンジ角

ガイドなし，スポンジ角，反復練習①（**動画1-28**）：この動画では滑り止めテープを除去しています（**図1-75**）．これで身体的ガイドはすべて外されました．スポンジ角をつまんだ際，上側の箸の箸先が下側の箸の上にねじれる現象がみられています．ねじれる現象には注目せず，修正できた際に称賛しています．これはシェイピングの技法です．

ガイドなし，スポンジ角，反復練習②（**動画1-29**）：同じ条件で3回目の反復練習を行っています．スポンジ角を圧迫する際，同じような現象が観察されていますが，さらに改善しています．

④ガイドなし，消しゴム角

ガイドなし，消しゴム角，反復練習①（**動画1-30**）：この動画では，対象物を消しゴム角に変えて箸操作を行っています（**図1-76**）．先ほどまでみられていた上側の箸の箸先が下側の箸の上にねじれる現象はみられていません．ゆっくりですが，5個とも正しい持ち方でつまみに成功しています．

ガイドなし，消しゴム角，反復練習②（**動画1-31**）：同じ条件での3回目の反復練習です．箸操作速度が増し，5回とも成功しています．

動画1-27　
動画1-28　
動画1-29　
動画1-30　
動画1-31

(3) 練習後の状態

　ガイドなし，消しゴム角，反復練習③（**動画1-32**）：同じ条件での4回目の反復練習です．箸操作速度はさらに増しています．流暢性が上がった状態で5回とも成功しています．

動画 1-32

　これで箸操作練習は終了です．目標行動が獲得できました．

II 原因がわかる，効果がみえる評価法

1 課題分析表をつくろう

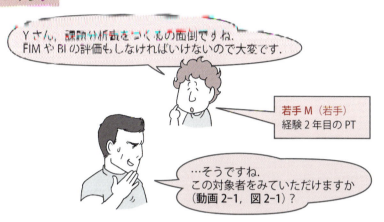

若手M（若手）
経験2年目のPT

動画 2-1

達人 「移乗動作を FIM（Functional Independence Measure，表2-1）や BI（Barthel Index，表2-2）を用いて評価してみてください.」

若手 「この対象者Aの動画をみると，ブレーキをかける動作に口頭指示が必要です．それと，立ち上がりと方向転換時にふれる程度の介助を必要としています．FIMだと4点，BIだと10点になります．」

達人 「では次に，練習を1日行った後の対象者Aの様子をみてください（動画2-2，図2-2）.」

動画 2-2

若手 「ブレーキをかける動作は，指示がなくてもできるようになっています．ただ，立ち上がり，方向転換時にわずかの介助を必要としているので，FIMだと4点，BIだと10点になります．

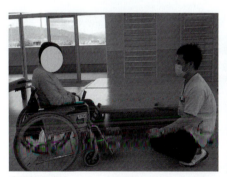
①車椅子座位

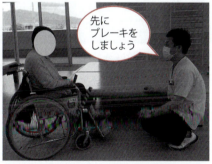
②ブレーキ操作をセラピストが口頭指示

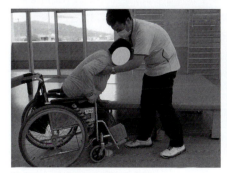
③立ち上がり時にわずかの介助

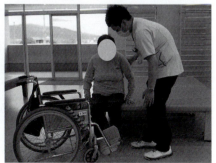
④端座位

図2-1 練習前の移乗動作（対象者A）

表2-1　機能的自立度評価法（FIM）

レベル	7	完全自立	（時間，安全性含めて）	介助なし	
	6	修正自立	（補助具使用）		
	5	監視		部分介助	
	4	最少介助	（患者自身で75％以上）		介助あり
	3	中等度介助	（50％以上）		
	2	最大介助	（25％以上）	完全介助	
	1	全介助	（25％未満）		

表2-2　Barthel Index（BI）

項目	判定	点数	基準
車椅子・ベッド間の移乗	自立	15	以下の動作がすべて自己にて可能（車椅子で安全にベッドに近づく，ブレーキをかける，フットレストを上げる，ベッドに安全に移動する，横になる，起き上がりベッドに腰掛ける，必要であれば車椅子の位置を変える，車椅子に移動する）
	最小限の介助	10	上記の動作のいずれかにわずかな介助が必要，または安全のための指示や監視が必要
	移乗の介助	5	1人で起き上がり腰掛けることは可能であるが，移動に介助が必要
	全介助	0	全介助

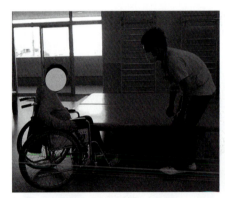
①ブレーキ操作を自分で実施

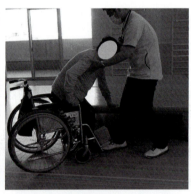
②立ち上がり時にわずかの介助

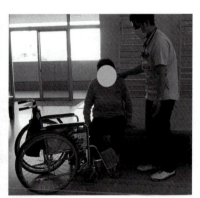
③端座位

図2-2　練習後の移乗動作（対象者A）

あれ？　動画ではよくなっているのに，点数に変化がありませんね．」

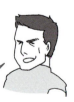

気づきましたか．FIMやBIなどの評価尺度は，日常生活全体の介助量を把握するのには有効ですが，ADL動作のわずかな変化を感度よくとらえることはできません．それから，移乗動作のどの部分に介助が必要なのかもわかりません．

若手　「課題分析表だとそれができるのですか？」
達人　「そうです．それでは，先ほどの対象者Aの移乗動作を評価するための課題分析表をつくってみましょう．」
若手　「いざつくろうとすると，難しいですね．まずは，1つの移乗動作を行動要素に分割するんでしたよね．でも，分割すると言ってもいろいろな分割の仕方があるように思うのですが．」

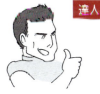

達人「よいところに気づきましたね．1つの移乗動作は，大まかに分割すること（**表2-3**）も，行動の1部分に着目して細かく分割すること（**表2-4**）もできます．
　移乗の際の一連の行動手順に問題がある対象者に対して介入する場合には，**表2-3**のように行動を巨視的にとらえて分析する必要があります．一方，移乗動作の立ち上がる部分のみに問題がある対象者に対して介入する場合には，**表2-4**のように行動を微視的にとらえて分析する必要があります．」

若手「対象者の問題に応じてさまざまなバリエーションが考えられるというわけですね．」

達人「そうです．対象者が有している障害は個別性が強くて多様ですから，動作を詳細に評価しようとすればするほど，単一の課題分析表では限界があります．
　その解決策は，個々の対象者に応じた課題分析表を作成するということです．」

2　ADL評価表をつくろう

若手「さっそく，先ほどの対象者Aに使用する課題分析表をつくってみたいと思います．
　ええっと，対象者Aの場合は，移乗動作のブレーキをかける動作と立位での方向転換が難しいようなので，行動を巨視的にみて，一連の手順をすべて含めてみます（**表2-5**）．」

達人「よくできていますね．Mさんがやってくれたように1つの行動を一連の行動要素に分けることが，ADL障害を評価するための第1のステップです．」

若手「対象者Aの最初の移乗動作をこの課題分析表で評価してみようと思います．ええっと，この対象者は，ブレーキをかける動作に口頭指示が，立位での方向転換に介助が必要でした．こことここにチェックを入れます．こうすると，移乗動作のどの行動要素に問題があるのかがひと目でわかりますね（**表2-6**）．」

達人「そのとおりです．でも，これから教えるADL評価法は，より繊細な変化をとらえることができます．第2のステップです．」

若手「第2のステップですか．なんかワクワクします．」

表2-3　移乗動作の巨視的（大まか）な課題分析表
1. 右側のブレーキをかける
2. 左側のブレーキをかける
3. 右側のフットプレートを上げる
4. 左側のフットプレートを上げる
5. 立ち上がる
6. 殿部の向きを変える
7. 座る

表2-4　移乗動作の微視的（細か）な課題分析表
1. 両手でアームレストを握る
2. 殿部を車椅子座面の前方に移動する
3. 殿部を車椅子座面のベッド側に移動する
4. 両膝を屈曲して足を後方に引く
5. ベッドに手をつく
6. 体幹を前傾する
7. 立ち上がる

表2-5　移乗動作の課題分析表
1. 片側のブレーキをかける
2. 反対側のブレーキをかける
3. 片側のフットプレートを上げる
4. 反対側のフットプレートを上げる
5. 殿部を前方に移動して浅く座る
6. 体幹を前傾する
7. ベッドに手をつく
8. 立ち上がる
9. 殿部の向きを変える
10. 座る

表2-6　移乗動作の課題分析表

1. 片側のブレーキをかける	☑
2. 反対側のブレーキをかける	☑
3. 片側のフットプレートを上げる	☐
4. 反対側のフットプレートを上げる	☐
5. 殿部を前方に移動して浅く座る	☐
6. 体幹を前傾する	☐
7. ベッドに手をつく	☐
8. 立ち上がる	☑
9. 殿部の向きを変える	☑
10. 座る	☑

口頭指示または介助が必要な項目にはチェックを入れる．

達人　「まず，一般的なADL評価の場面を想像してみましょう．」
若手　「移乗動作を評価する場面を想像すると，最初に『この車椅子からベッドに移りましょう』という声かけをすると思います．対象者Aは移乗の際にブレーキをかけ忘れてしまうので，私だったらまず『ブレーキをかけてください』と言うかな．」
達人　「もし，口頭指示によってうまく動作ができなかったらどうしますか？」
若手　「うーん．ブレーキのところを指差して注意を促すと思います．」
達人　「Mさんが説明してくれた口頭指示や指差しは，対象者Aが動作を成功させるための手がかりになりますよね．このような手がかりのことをプロンプトと呼びます．」

若手　「口頭指示や指差しのほかに，モデリング（ジェスチャー）をして動作の見本を対象者にみせたり，軽くベッドの端を叩いて『ここに手をおいてください』と指示したりすること（タッピング）もあるのですが，これらもプロンプトの一種になるのですか？」
達人　「そうです．臨床場面を想像すると，いろいろなプロンプトを使用していることに気づきますね．」
若手　「はい．今までプロンプトをあまり意識せずに使用していました．」

達人　「一般的なADL練習では，プロンプトの提示方法はセラピストの経験と勘に任されています．でもこれだと，ある日のADL練習ではプロンプトが多く提示され，別の日のADL練習ではプロンプトが少ししか提示されない，ということが起こり得ます．」
若手　「そうすると，対象者からみると，多くのプロンプトが提示された日には動作が成功しやすく，プロンプトが少ししか提示されていない日には動作が失敗しやすくなってしまいますね．これでは問題があります．」
達人　「心配しなくてもいいですよ．それを解決してくれるのが，第2のステップです．」

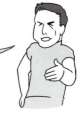

第2のステップでは，ADL評価の際にセラピストの提示するプロンプトの与え方を決めます．

若手　「どのようにして，与え方を決めるのですか？」
達人　「プロンプトを提示する方法には，時間遅延法とフェイディング法という2つの方法があります．」
若手　「聞いたことはあります．具体的に教えてください．」
達人　「時間遅延法とは，開始の合図から一定時間待って適切な行動が出現しないときに，プロンプトを提示するという方法です．一方，フェイディング法とは，最初に多くのプロンプトを提示して，対象者の行動の習得度に応じて徐々にプロンプトを減少させていく方法です．時間遅延法やフェイディング法を用いることによって，対象者が失敗する確率を低い状態に維持しながらADLの評価や練習ができるようになります．」

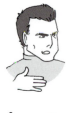

若手　「時間遅延法やフェイディング法を移乗動作の課題分析表（表2-5）に当てはめると，どのようになるのでしょうか？」

達人　「Mさんが先ほど作成してくれた課題分析表にプロンプトを追加した移乗動作の評価表を，表2-7に示しました．それから，プロンプト提示の流れを図2-3に示しましたので，あわせてみてください．
　まず，『車椅子からベッドに移ってください』という声かけのもと，移乗の評価が始まります．指示を必要とせずに第1段階の『片側のブレーキをかける』動作が可能だった場合は，指

表2-1 移乗動作の評価表

行動要素	プロンプト			行動要素	プロンプト		
1. 片側のブレーキをかける	①指示なし	□	3点	6. 体幹を前傾する	①指示なし	□	3点
	②口頭指示	□	2点		②口頭指示	□	2点
	③タッピング	□	1点		③タッピング	□	1点
	④身体的ガイド	□	0点		④身体的ガイド	□	0点
2. 反対側のブレーキをかける	①指示なし	□	3点	7. ベッドに手をつく	①指示なし	□	3点
	②口頭指示	□	2点		②口頭指示	□	2点
	③タッピング	□	1点		③タッピング	□	1点
	④身体的ガイド	□	0点		④身体的ガイド	□	0点
3. 片側のフットプレートを上げる	①指示なし	□	3点	8. 立ち上がる	①指示なし	□	3点
	②口頭指示	□	2点		②口頭指示	□	2点
	③タッピング	□	1点		③タッピング	□	1点
	④身体的ガイド	□	0点		④身体的ガイド	□	0点
4. 反対側のフットプレートを上げる	①指示なし	□	3点	9. 殿部の向きを変える	①指示なし	□	3点
	②口頭指示	□	2点		②口頭指示	□	2点
	③タッピング	□	1点		③タッピング	□	1点
	④身体的ガイド	□	0点		④身体的ガイド	□	0点
5. 殿部を前方に移動して浅く座る	①指示なし	□	3点	10. 座る	①指示なし	□	3点
	②口頭指示	□	2点		②口頭指示	□	2点
	③タッピング	□	1点		③タッピング	□	1点
	④身体的ガイド	□	0点		④身体的ガイド	□	0点

合計点 /30点

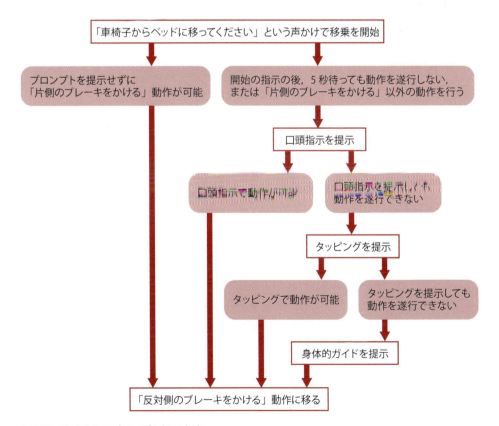

図2-3 移乗動作のプロンプト提示方法

示なしの右側にあるボックスにチェックをつけ，第2段階の『反対側のブレーキをかける』動作に移ります．

　第1段階で5秒間動作が止まった場合，あるいは片側のブレーキをかける以外の動作を行った場合は，速やかにレベル2のプロンプトである口頭指示を提示します．口頭指示にて動作が可能だった場合は，口頭指示の右側にあるボックスにチェックをつけ，第2段階の『反対側のブレーキをかける』動作に移ります．口頭指示を提示した後，5秒間動作が止まる，あるいは適切でない動作を行った場合は，レベル3のプロンプトであるタッピングを提示します．タッピングでも困難だった場合は身体的ガイドを提示します．身体的ガイドを提示した後は，第3段階へと進みます．このように，10段階すべて行います．」

若手「なるほど，この方法なら，プロンプトを一定の基準で与えることができますね．えーと，これは一定時間待ってプロンプトを次々に提示するという方法なので，時間遅延法を応用したものですね．」

達人「そのとおりです．

　それから忘れてはいけないのが，各段階の動作を行った直後に，『そうです．いいですね』というような称賛や笑顔などの強化刺激を提示することです．」

若手「なんだか，評価が練習プロトコルにグレードアップしたみたいに感じます．」

達人「よいところに気づきましたね．」

このADL評価法は，動作の遂行に必要なプロンプトの量を測定できるだけでなく，練習のプロトコルにもなっています．

3　一般的なADL評価法と比較してみよう

達人「それでは，このADL評価表を使用して，別の対象者Bの移乗動作を評価してみましょう（**動画2-3**，**図2-4**）．」

動画2-3

若手「はい．動画から判断すると，おそらく**表2-8**のような得点になると思います．左のフットプレートを上げる際に『足を下ろしましょう』という口頭指示が入っているので，④は口頭指示にしました．」

達人「そうですね．合計すると19点ということですね．それでは，同じ場面をFIMやBIを用いて評価するとどうなりますか？」

若手「FIMだと3点，BIだと5点に相当すると思います．」

達人「正しく評価できていますね．次に，この動画をみてください．これは，19日間の練習を行った後の動作の様子です．この場面をもう一度，移乗のADL評価表，FIM，BIを用いて評価してください（**動画2-4**，**図2-5**）．」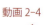

動画2-4

若手「この場面では，監視下で介助なしで実施できているので，ADL評価表をつけると，満点になります．30点です（**表2-9**）．それと，FIMだと5点，BIだと10点になると思います．」

達人「これらの結果をみて，何か気づくことはありますか？」

若手「うーん．ADL評価表のほうが細かく段階づけているので，得点の変化量が大きいように思います．」

達人「よいところに目をつけましたね．そこがポイントです．」

若手「変化量が大きいことがポイントですか？」

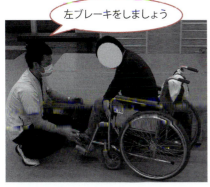
①左ブレーキ

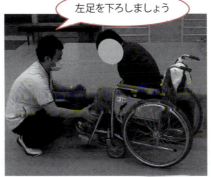
②左足を下ろす

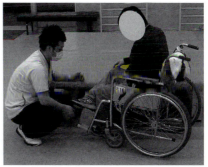
③左フットプレートを上げる

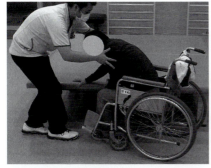
④浅く腰掛け・体幹前傾・ベッドに手をつく

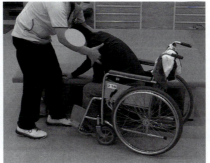
⑤介助によって立ち上がる

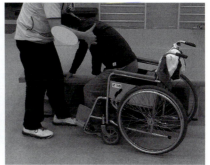
⑥介助によって殿部の向きを変える

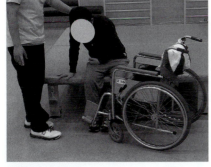
⑦座る

図2-4　練習前の移乗動作（対象者B）

達人　「図2-6をみてください．これは，この対象者の移乗動作が監視下で自立するまでの得点の変化を示したものです．一連の移乗動作を，介助，口頭指示，自立（監視）に段階づけます．このような3段階で採点した場合には，動作の改善をフィードバックできた日数（矢印）が3日間だったことがわかります．」

若手　「19日間も練習を継続してわずかに3日間しか得点の向上を実感できないというのでは，意欲が低下してしまいますね．」

達人　「次に図2-7をみてください．
　図2-7は，同じ対象者の結果を移乗動作のADL評価表で採点したものです．この場合には，動作の改善をフィードバックできた日数（矢印）が13日間だったことがわかります．」

得点の段階づけを細かくすることによって，行動のわずかな改善を感度よくとらえ，対象者にフィードバックできるということですね．

表2-8 移乗動作の評価表（練習前）

行動要素	プロンプト			行動要素	プロンプト		
1. 片側のブレーキをかける	①指示なし	☑	3点	6. 体幹を前傾する	①指示なし	☑	3点
	②口頭指示	☐	2点		②口頭指示	☐	2点
	③タッピング	☐	1点		③タッピング	☐	1点
	④身体的ガイド	☐	0点		④身体的ガイド	☐	0点
2. 反対側のブレーキをかける	①指示なし	☐	3点	7. ベッドに手をつく	①指示なし	☑	3点
	②口頭指示	☑	2点		②口頭指示	☐	2点
	③タッピング	☐	1点		③タッピング	☐	1点
	④身体的ガイド	☐	0点		④身体的ガイド	☐	0点
3. 片側のフットプレートを上げる	①指示なし	☑	3点	8. 立ち上がる	①指示なし	☐	3点
	②口頭指示	☐	2点		②口頭指示	☐	2点
	③タッピング	☐	1点		③タッピング	☐	1点
	④身体的ガイド	☐	0点		④身体的ガイド	☑	0点
4. 反対側のフットプレートを上げる	①指示なし	☐	3点	9. 殿部の向きを変える	①指示なし	☐	3点
	②口頭指示	☑	2点		②口頭指示	☐	2点
	③タッピング	☐	1点		③タッピング	☐	1点
	④身体的ガイド	☐	0点		④身体的ガイド	☑	0点
5. 殿部を前方に移動して浅く座る	①指示なし	☑	3点	10. 座る	①指示なし	☐	3点
	②口頭指示	☐	2点		②口頭指示	☐	2点
	③タッピング	☐	1点		③タッピング	☐	1点
	④身体的ガイド	☐	0点		④身体的ガイド	☑	0点

合計点 19/30点

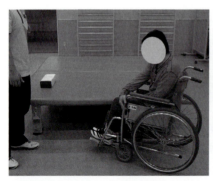
①指示なしで左ブレーキをかける

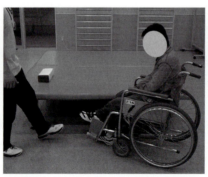
②指示なしで左足を下ろし，左フットプレートを上げる

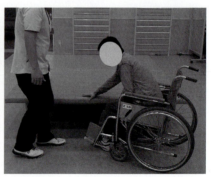
③浅く腰掛け・体幹前傾・ベッドに手をつく

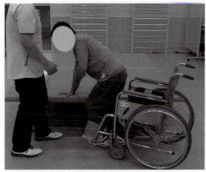
④介助なしで立ち上がる

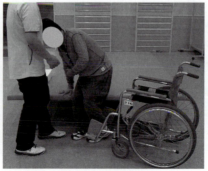
⑤介助なしで殿部の向きを変える

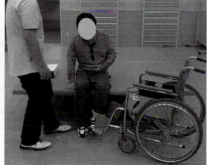
⑥座る

図2-5 練習後の移乗動作（対象者B）

表 2-9 移乗動作の評価表（練習後）

行動要素	プロンプト			行動要素	プロンプト		
1. 片側のブレーキをかける	①指示なし	☑	3点	6. 体幹を前傾する	①指示なし	☑	3点
	②口頭指示	☐	2点		②口頭指示	☐	2点
	③タッピング	☐	1点		③タッピング	☐	1点
	④身体的ガイド	☐	0点		④身体的ガイド	☐	0点
2. 反対側のブレーキをかける	①指示なし	☑	3点	7. ベッドに手をつく	①指示なし	☑	3点
	②口頭指示	☐	2点		②口頭指示	☐	2点
	③タッピング	☐	1点		③タッピング	☐	1点
	④身体的ガイド	☐	0点		④身体的ガイド	☐	0点
3. 片側のフットプレートを上げる	①指示なし	☑	3点	8. 立ち上がる	①指示なし	☑	3点
	②口頭指示	☐	2点		②口頭指示	☐	2点
	③タッピング	☐	1点		③タッピング	☐	1点
	④身体的ガイド	☐	0点		④身体的ガイド	☐	0点
4. 反対側のフットプレートを上げる	①指示なし	☑	3点	9. 殿部の向きを変える	①指示なし	☑	3点
	②口頭指示	☐	2点		②口頭指示	☐	2点
	③タッピング	☐	1点		③タッピング	☐	1点
	④身体的ガイド	☐	0点		④身体的ガイド	☑	0点
5. 殿部を前方に移動して浅く座る	①指示なし	☑	3点	10. 座る	①指示なし	☑	3点
	②口頭指示	☐	2点		②口頭指示	☐	2点
	③タッピング	☐	1点		③タッピング	☐	1点
	④身体的ガイド	☐	0点		④身体的ガイド	☐	0点

合計点 30/30点

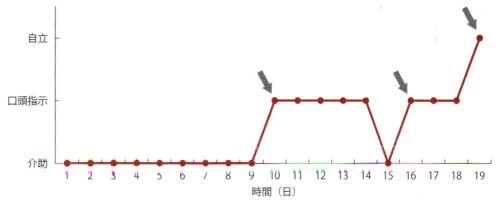

図 2-6 従来の ADL 尺度による対象者の移乗動作得点の変化

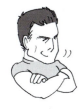

達人「そのとおりです．
　でも，このADL評価法にはまだすごい機能があります．動作障害の原因分析について覚えていますか？」

若手「動作障害の原因は，知識，技術，動機づけ，身体機能の問題に分けて分析していきます．たしか，動作障害の原因が知識の問題にある場合と技術や身体機能の問題にある場合では，介入方法が異なるはずです．」

達人「そのとおり．よく学習できています．
　表 2-8 と動画 2-3 に注目してください．」

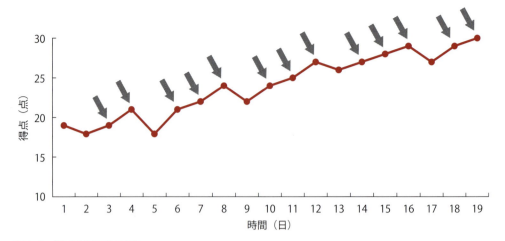

図2-7　移乗動作得点の変化

達人　「まず，2番目の行動要素は口頭指示によって可能でした．ということは，動作障害の原因は何になるでしょう？　知識，技術，動機づけ，身体機能の問題の中から選んでください．」

若手　「あ！　口頭指示でできているから知識の問題です．」

達人　「そうです．
　　　　4番目の行動要素も知識の問題です．
　　　　8番目はどうでしょう？」

若手　「自分で腰を浮かそうとしています．知識の問題ではないようです．
　　　　失敗していますが，もう少しで持ち上がりそうです．
　　　　技術の問題が大きいのではないでしょうか．」

達人　「そのとおりです．
　　　　9番目の行動要素も技術や身体機能の問題と思われます．」

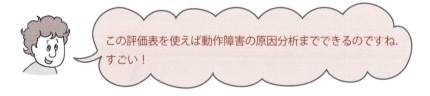

この評価表を使えば動作障害の原因分析までできるのですね．すごい！

4　ADL評価のバリエーションを増やそう

達人　「これまで，移乗動作を例にあげて，ADL評価表の作成方法や一般的な評価法との違いを考えてきました．」

若手　「ADL評価表を作成する手順や考え方は，だいぶつかめたと思います．」

達人　「Mさんは飲み込みが早いですね．移乗動作で学んだ考え方を生かして，別のADL動作に対する評価表を作成してみましょう．」

若手　「わかりました．
　　　　今，服を着る動作に介助を必要としている対象者Cを担当していますので，着衣動作のADL評価表を考えてみたいと思います．」

達人　「では，まず着衣動作の課題分析をしてみましょう．」

若手　「えーと，着衣動作は7つの行動要素に分割できそうです（**表2-10**）．」

達人　「いいですね．次は，プロンプトを考えてみましょう．」

表 2-10 着衣動作の課題分析表

1. 麻痺側手を袖に通す
2. 麻痺側肘を袖に通す
3. 袖を麻痺側肩まで引き上げる
4. 衣服を背部から渡す
5. 非麻痺側手を袖に通す
6. 襟を整える
7. ボタンをはめる

表 2-11 着衣動作の評価表

行動要素	プロンプト			行動要素	プロンプト		
1. 麻痺側手を袖に通す	①指示なし	□	4点	5. 非麻痺側手を袖に通す	①指示なし	□	4点
	②口頭指示	□	3点		②口頭指示	□	3点
	③モデリング	□	2点		③モデリング	□	2点
	④タッピング	□	1点		④タッピング	□	1点
	⑤身体的ガイド	□	0点		⑤身体的ガイド	□	0点
2. 麻痺側肘を袖に通す	①指示なし	□	4点	6. 襟を整える	①指示なし	□	4点
	②口頭指示	□	3点		②口頭指示	□	3点
	③モデリング	□	2点		③モデリング	□	2点
	④タッピング	□	1点		④タッピング	□	1点
	⑤身体的ガイド	□	0点		⑤身体的ガイド	□	0点
3. 袖を麻痺側肩まで引き上げる	①指示なし	□	4点	7. ボタンをはめる	①指示なし	□	4点
	②口頭指示	□	3点		②口頭指示	□	3点
	③モデリング	□	2点		③モデリング	□	2点
	④タッピング	□	1点		④タッピング	□	1点
	⑤身体的ガイド	□	0点		⑤身体的ガイド	□	0点
4. 衣服を背部から渡す	①指示なし	□	4点				
	②口頭指示	□	3点				
	③モデリング	□	2点				
	④タッピング	□	1点				
	⑤身体的ガイド	□	0点				

合計点　/28点
所要時間　　秒

若手　「プロンプトには，口頭指示，モデリング，タッピング，身体的ガイドなどがありました．これらのプロンプトを課題分析表に追加してみます（**表2-11**）．それと，時間がかかりすぎると実用的な着衣動作にはならないので，所要時間も記載できるようにしました．」

達人　「よく整理された評価表になりましたね．使用方法を教えてもらえますか？」

若手　「まず，襟の中央付近を対象者が把持するように衣服を手渡し，『服を着てください』という声かけで練習を始めます（**図2-8**）．口頭指示を必要とせずに第1段階の『麻痺側手を袖に通す』動作が可能だった場合は，指示なしの右側にあるボックスにチェックをつけ，第2段階の『麻痺側肘を袖に通す』動作に移ります．

　衣服を把持したまま10秒動作が止まった場合，あるいは麻痺側手を袖に通す以外の行動を行った場合は，速やかにレベル2のプロンプトである口頭指示を提示します．口頭指示で動作が可能だった場合は，口頭指示の右側にあるボックスにチェックをつけ，第2段階の『麻痺側肘を袖に通す』動作に移ります．

　口頭指示を提示した後，行動が止まる，あるいは適切でない動作を行った場合は，レベル3

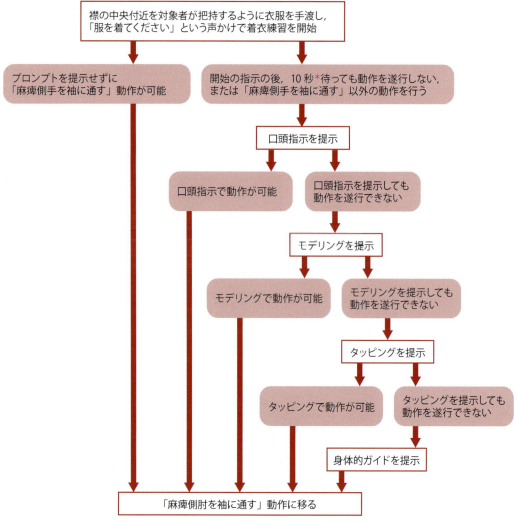

図2-8　着衣動作のプロンプト提示方法
*注意障害があり，ほかの刺激に反応してしまうことが多いため，次のプロンプトを出すタイミングを通常よりも長い10秒に設定した．

　のプロンプトであるモデリングを提示します．モデリングでも困難だった場合はタッピング，タッピングでも困難な場合は身体的ガイドとプロンプトを漸増していきます．身体的ガイドを行った後は，第2段階へと進みます．このように7段階すべて行います．
　それから，強化刺激として，各段階の動作遂行直後に『そうです．いいですね』と称賛を提示します．」

達人「いいですね！　完璧に理解できています．このADL評価表を使用して，対象者の着衣動作を評価してみましょう（**動画2-5**，**図2-9**）．」

若手「動画から判断すると，おそらく**表2-12**のように6点になると思います．」

達人「正しく評価できていますね．次に，この動画をみてください（**動画2-6**，**図2-10**）．これは3日間の練習を行った後の様子です．この場面をもう一度，着衣の評価表を用いて評価してください．」

若手「この場面では，**表2-13**のように19点になると思います．」

達人「すばらしい．これから，さらにいろいろな動作に応用できそうですね．
　　　ADL評価表を作成してみた感想はいかがですか？」

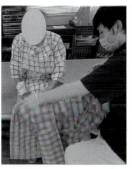 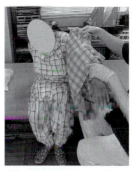 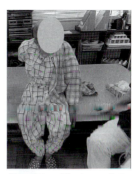

①介助によって袖に手を通す　②介助によって肩まで引き上げる　③モデリングによって後ろに手を回す

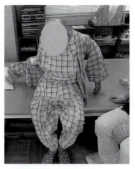 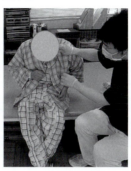 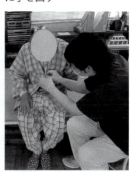

④非麻痺側手を通す　⑤セラピストが襟を整える　⑥セラピストがボタンをはめる

図2-9　練習前の着衣動作（対象者C）

表2-12　着衣動作の評価表（練習前）

行動要素	プロンプト			行動要素	プロンプト		
1. 麻痺側手を袖に通す	①指示なし	□	4点	5. 非麻痺側手を袖に通す	①指示なし	☑	4点
	②口頭指示	□	3点		②口頭指示	□	3点
	③モデリング	□	2点		③モデリング	□	2点
	④タッピング	□	1点		④タッピング	□	1点
	⑤身体的ガイド	☑	0点		⑤身体的ガイド	□	0点
2. 麻痺側肘を袖に通す	①指示なし	□	4点	6. 襟を整える	①指示なし	□	4点
	②口頭指示	□	3点		②口頭指示	□	3点
	③モデリング	□	2点		③モデリング	□	2点
	④タッピング	□	1点		④タッピング	□	1点
	⑤身体的ガイド	☑	0点		⑤身体的ガイド	☑	0点
3. 袖を麻痺側肩まで引き上げる	①指示なし	□	4点	7. ボタンをはめる	①指示なし	□	4点
	②口頭指示	□	3点		②口頭指示	□	3点
	③モデリング	□	2点		③モデリング	□	2点
	④タッピング	□	1点		④タッピング	□	1点
	⑤身体的ガイド	☑	0点		⑤身体的ガイド	☑	0点
4. 衣服を背部から渡す	①指示なし	□	4点				
	②口頭指示	□	3点				
	③モデリング	☑	2点				
	④タッピング	□	1点				
	⑤身体的ガイド	□	0点				

合計点　6/28点
所要時間　180秒

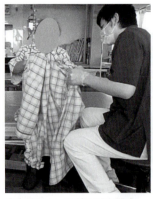
①介助によって袖に手を通す

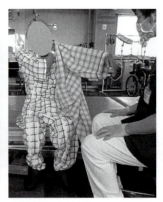
②肩まで引き上げる

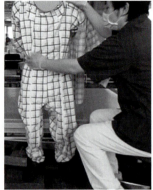
③背中から渡す

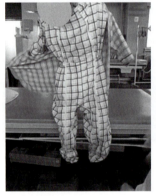
④非麻痺側手を通す

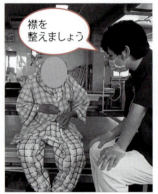
⑤口頭指示で襟を整える

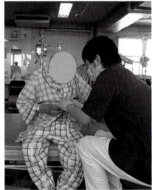
⑥セラピストがボタンをはめる

図2-10 練習後の着衣動作（対象者B）

表2-13 着衣動作の評価表（練習後）

行動要素	プロンプト		行動要素	プロンプト	
1. 麻痺側手を袖に通す	①指示なし ☐	4点	5. 非麻痺側手を袖に通す	①指示なし ☑	4点
	②口頭指示 ☐	3点		②口頭指示 ☐	3点
	③モデリング ☐	2点		③モデリング ☐	2点
	④タッピング ☐	1点		④タッピング ☐	1点
	⑤身体的ガイド ☑	0点		⑤身体的ガイド ☐	0点
2. 麻痺側肘を袖に通す	①指示なし ☑	4点	6. 襟を整える	①指示なし ☐	4点
	②口頭指示 ☐	3点		②口頭指示 ☑	3点
	③モデリング ☐	2点		③モデリング ☐	2点
	④タッピング ☐	1点		④タッピング ☐	1点
	⑤身体的ガイド ☐	0点		⑤身体的ガイド ☐	0点
3. 袖を麻痺側肩まで引き上げる	①指示なし ☑	4点	7. ボタンをはめる	①指示なし ☐	4点
	②口頭指示 ☐	3点		②口頭指示 ☐	3点
	③モデリング ☐	2点		③モデリング ☐	2点
	④タッピング ☐	1点		④タッピング ☐	1点
	⑤身体的ガイド ☐	0点		⑤身体的ガイド ☑	0点
4. 衣服を背部から渡す	①指示なし ☑	4点			
	②口頭指示 ☐	3点			
	③モデリング ☐	2点			
	④タッピング ☐	1点			
	⑤身体的ガイド ☐	0点			

合計点 19/28点
所要時間 185秒

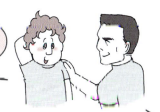

最初は面倒だなと思ったのですが,評価表を作成して実際に評価してみると多くのメリットがあることを実感できました.面倒だなんて言っていた自分が恥ずかしいです.

気にすることはないですよ.ADL評価表を作成するには,たしかに時間と労力が必要です.でも,それを上回るメリットがあることに気づいてもらえて,私としても嬉しいです.
それでは,このADL評価法の重要な点をまとめておきましょう.

> **まとめ**
> ①動作の課題分析を行うことで,問題となっている行動要素を明らかにできる.
> ②プロンプトの付与条件を統一することで,より細かい段階づけが可能となる.
> ③ADL能力の変化を鋭敏にとらえることができ,上達をフィードバックしやすい.
> ④動作練習に必要なプロンプトを明確にできる.
> ⑤与えたプロンプトによって行動要素ごとに動作障害の原因分析ができる.

III 達人のいろいろな技をみてみよう

A 重症片麻痺者の日常生活動作練習

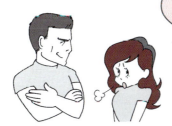

先輩，片麻痺患者さんが学習しなければならない動作って多いですよね．
何かお手本となるような評価，介入方法はないのですか？

若手1（若手）
経験3年目のPT

個々の患者さんに合った介入，評価を行うべきですが，お手本は大切ですよね．
では，私が以前に経験した重症片麻痺，認知症，高次脳機能障害を有する患者さんを紹介しましょう．
座位，立位保持，歩行，寝返り・起き上がり，車椅子駆動・移乗動作練習場面について，具体例をあげて説明していきます．

1 座位保持練習

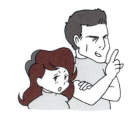

達人「では，重度右片麻痺で著明な半側空間失認 unilateral spatial neglect（USN）と Pusher 症状（contraversive pushing）を有する症例に対する介入を紹介しましょう（**表3-1**）．

図3-3 には車椅子座位の状況を示しました．常に非麻痺側（左）を向いている状態でした．
端座位では後方に倒れることが多く，常に姿勢を修正するための指示や介助が必要でした（図

表3-1 対象者のプロフィール

- 70歳代，女性
- 診断名：左被殻出血（図3-1）
- 発症前のADL：自立．外出が多く活動的な生活を送っていた
- 右片麻痺は重度．7病日時点の評価では，Br. Stage 上肢I，下肢II．表在・深部感覚とも脱失．Pusher症状を著明に認め，contraversive pushing 臨床評価スケール（表3-2）では4点．座位・立位ともに困難．右半側空間失認が著明．線分抹消試験，星印抹消試験はいずれも左側の一部のみの抹消にとどまり（図3-2），Catherine Bergego Scale（表3-3）は最重度の30点
- 起居移動動作はすべて全介助．FIMは36点（運動FIM 14点，認知FIM 22点）

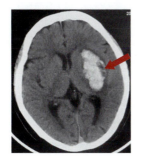

図3-1 対象者のCT所見
広範囲の左被殻出血を認める．
［辛秀雄先生の厚意による］

表3-2 contraversive pushing 臨床評価スケール

①姿勢 （麻痺側への傾斜）	傾きがひどく転倒する	1
	転倒しないが大きく傾いている	0.75
	軽度傾いている	0.25
	傾いていない	0
②外転と伸展 （押す現象の有無）	姿勢を保持している状態で押してしまう	1
	動作に伴い押してしまう	0.5
	押す現象はない	0
③修正への抵抗	正中位へと修正すると抵抗する	1
	抵抗しない	0

以上の項目を座位と立位で評価．最重症の場合は6となる．①〜③の各項目が ≧1 のとき，pushingありと判定．

[Karnath HO *et al*: The origin of contraversive pushing: evidence for a second graviceptive system in humans. *Neurology* 55: 1298-1304, 2000]

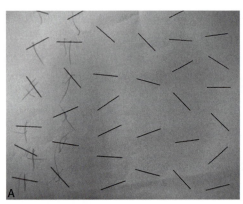 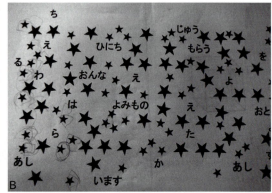

図3-2 リハビリテーション開始時の線分抹消試験および星印抹消試験
A：左側12本が抹消できている．
B：左側13個星が抹消できている．

表3-3 Catherine Bergego Scale 評価項目

1. 整髪または髭剃りのとき，左側を忘れる
2. 左側の袖を通したり，上履きの左をはくときに困難さを感じる
3. 皿の左側の食べ物を食べ忘れる
4. 食事の後，口の左側をふくのを忘れる
5. 左を向くのに困難さを感じる
6. 左半身を忘れる
   （例：左腕を肘掛けにかけるのを忘れる，左足をフットレストにおき忘れる，左上肢を使うことを忘れる）
7. 左側からの音や左側にいる人に注意することが困難である
8. 左側にいる人や物（ドアや家具）にぶつかる（歩行・車椅子駆動時）
9. よく行く場所やリハビリテーション室で左に曲がるのが困難である
10. 部屋や風呂場で左側にある所有物をみつけるのが困難である

上記の10項目を，「なし」0点〜「重度」3点で評価．
合計得点：0〜30点．点数が高いほど半側空間失認が重度．
「大島浩子，松嶋幸代，高橋龍太郎，征矢野あや子：半側空間無視（Neglect）を有する脳卒中患者の生活障害評価尺度 the Catherine Bergego Scale（CBS）日本語版の作成とその検討．日本看護科学会誌25（4）：90-95, 2005」

3-4，動画3-1）．ただしある程度の角度までなら，指示すれば立ち直ることができました．」

動画3-1

若手　「重症なことがよく理解できました．どんな介入を行ったのですか？」

達人　「生体傾斜角訓練装置（アニマ社製MA-200）を使用したフィードバックを行いました．3分間の端座位保持が目標です．この装置は傾きを測り，任意に設定した角度になった時点で『ピ

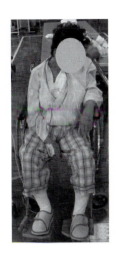

図3-3　車椅子座位の状況

左側の視野を遮断するボードを設置

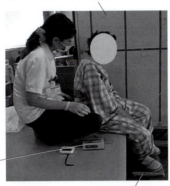 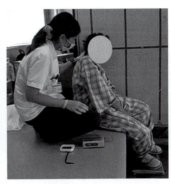 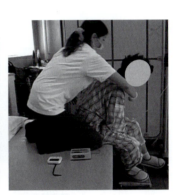

フィードバック装置

開始姿勢　　全足底接地のため　　　後方への転倒　　　　　前方への転倒
　　　　　　10 cmのかさ上げ

図3-4　介入初日の座位保持状況（フィードバック前）

ピピ…』というフィードバック音が鳴るようになっています．

　介入開始時は後方へ転倒することが多かったため，センサーを体幹につけて，後方に15°傾斜した時点で音が鳴るように設定しました．」

若手　「そんな装置があるのですね．
　介入の内容を具体的に教えてください．」

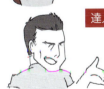
達人　「前後，麻痺側（右）へ体幹を傾け，そこから正中位へ戻す練習を3回ずつ行います．その後，3分間の座位保持練習を行いました．後方の傾きに関しては，音が鳴った回数と修正が可能であった回数，介助を要した回数を記録しました．前方，および右側方への傾きについては，口頭指示での修正回数と介助回数を記録しました．

　座位保持の難易度を下げるため，症例の非麻痺側（左）に壁を設置し，非麻痺側からの刺激を遮断しました．それと全足底接地をはかるため，10 cmのかさ上げを行いました．

　練習前には，前回の修正回数，介助回数を伝え，練習後にはその日の回数をフィードバックするとともに，前回より改善していた場合，注目・称賛を行いました．」

若手　「なるほど．練習の結果，どのようになったのですか？」

達人　「後方への傾きは，傾斜角訓練装置を用いることで徐々に修正可能となりました（図3-5，動画3-2）．9日間の介入によって，フィードバック音を鳴らさず（後方へ傾かず），3分間の座位が可能となりました．

　次の段階では，前方への傾斜を傾斜角訓練装置によってフィードバックしました（図3-6，動画3-3）．6日間の介入によって，プラットフォーム上の3分間の端座位が可能となりました．」

動画3-2

動画3-3

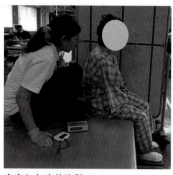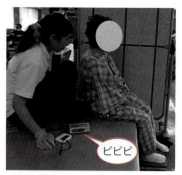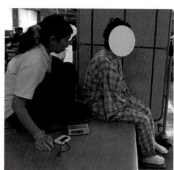

安定した座位姿勢　　　　後方への傾斜　　　　前方への修正

図3-5　フィードバック装置による座位保持練習（後方）

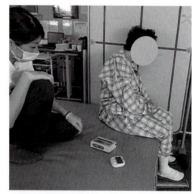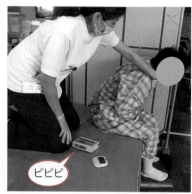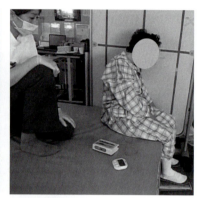

安定した座位姿勢　　　　前方への傾斜　　　　後方への修正

図3-6　フィードバック装置による座位保持練習（前方）

若手「すごいですね．その後はどうなったのですか？」

達人「トイレの便座上で車椅子のアームレストを把持した状態で，同様の介入を行いました．この課題は，フィードバック音を鳴らすことなく，初日から成功しました（図3-7，動画3-4）．

　そして，次の日には手すりなしの状態で3分間の座位保持に成功しました（図3-8，動画3-5）．」

動画3-4

動画3-5

若手「介入後の身体機能の変化を教えてください．」

達人「座位が可能となった時点でのBr. Stageは上肢Ⅰ，下肢Ⅱ，contraversive pushing臨床評価スケールは4点，Catherine Bergego Scaleは最重度30点であり，介入前と変化はありませんでした．」

若手「身体機能の改善がなかったということは，座位保持動作の技術を獲得したのですね．すごいのひと言です．

　今回は聴覚的フィードバックを用いていますが，それはなぜですか？」

達人「光などの視覚的フィードバックでは，どうしても視線を動かす必要があります．これが姿勢保持に対してマイナスに働く可能性があります．」

若手「なるほど．聴覚的なフィードバックであれば姿勢を変化させる必要はありませんね！」

達人「これは，ある程度その動作を自力で行えていることが条件となります．今回の症例は，自分で重心の位置を少しは修正できていました．バランスを崩した際にフィードバック音が鳴ります．練習を重ねると，フィードバック音が鳴っていないときの視覚情報や，支持基底面から得られる触圧覚，深部感覚情報などを学習していきます．すると，バランスを崩す頻度が減少してきます．」

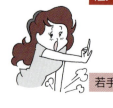

若手「わかりました！」

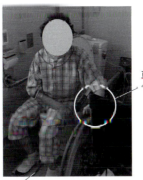

車椅子のアームレストを把持

全足底接地のため
10 cm のかさ上げ

図3-7　車椅子のアームレストを把持した状態での座位保持練習

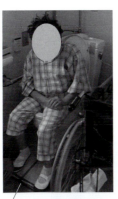

全足底接地のため
10 cm のかさ上げ

図3-8　車椅子のアームレストを把持しない状態での座位保持練習

若手　「座位保持能力が向上してくると，フィードバック音が減少していくんですね．つまり，自然とフィードバック音のフェイディングが行われていくわけですね．
　　　聴覚的なフィードバックは使えますね．」

達人　「そうです．理解が早くて助かります．」

> **まとめ**
> 　重症片麻痺者に対して座位姿勢の崩れを聴覚的にフィードバックすることで，適正な位置に重心線をコントロールする行動を学習させた．さらに，プラットフォーム上座位から便座手支持座位，便座支持なし座位へ徐々に難易度を上げ，便座上の座位を自立させた．

2　座位，立位保持練習

(1) 座位-立位保持練習

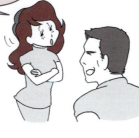

ほかに有効な座位保持練習はありますか？

では，重度片麻痺で Pusher 症状を呈する症例に対する座位保持練習を紹介しましょう．

達人　「**表3-4**をみてください．」

表3-4 対象者のプロフィール

- 80歳代，男性
- 診断名：左視床出血（図3-9）
- 発症前のADL：自立．屋外歩行可能
- 右片麻痺は，25病日時点のBr. Stageは上下肢Ⅱ．表在・深部感覚とも重度鈍麻．等尺性膝伸展筋力体重比は非麻痺側0.22 kgf/kg，麻痺側0 kgf/kg．Pusher症状を著明に認め，contraversive pushing 臨床評価スケールでは最重症の6点．座位・立位ともに困難．HDS-R*は15点
- 起居移動動作はすべて全介助，FIMは44点（運動FIM 16点，認知FIM 28点）

*HDS-R：長谷川和夫が考案した知能検査．1991年からは改訂長谷川式簡易知能評価スケールが利用されている．MMSE同様，認知症の診断によく利用される．30点満点で20点以下が認知症疑いとされている．

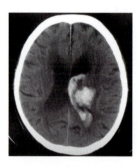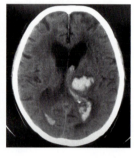

図3-9 対象者のCT所見
出血は内包から被殻，放線冠まで広がり，脳室内穿破を認める．
［辛秀雄先生の厚意による］

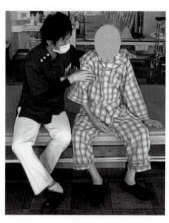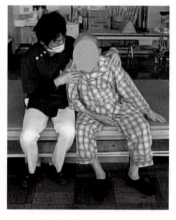

図3-10 介入前の座位
セラピストの介入がなければ座位保持は不可能．

達人「図3-10，動画3-6は介入前の座位状況を示しています．介助がないと体幹が麻痺側に傾いて転倒します．」 動画3-6

若手「重症そうですね．端座位保持は，体幹機能が低下した患者やPusher症状を呈する患者では困難ですよね．座位練習を行っていると，失敗を繰り返してしまいます．このような場合はどうすればよいのでしょう？」

達人「いきなりの端座位保持練習は難易度が高すぎます．このような練習を繰り返しても，座位バランス感覚は学習されません（図3-11）．
　まず，より容易な座位姿勢の保持を目標とします．段階的な難易度設定です．ここでは，20 cm台を非麻痺側（左）において非麻痺側（左）前腕支持での座位保持を目標とします（図3-12A：段階①）．」

若手「支持基底面を広げるのですね！」

達人「そのとおり．
　成功させるには，目標を具体的にする必要があります．『できるだけがんばって座ってください』だと，座位保持に失敗して練習が終了になります．」

若手「今までは，座位が崩れるまで練習を行っていました．せっかくがんばって

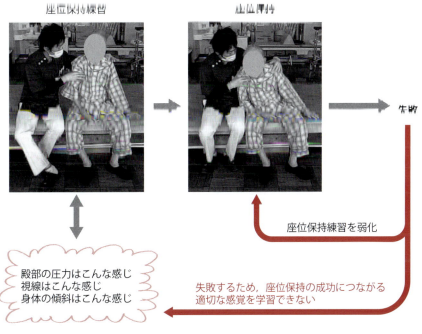

図3-11 失敗する座位保持練習

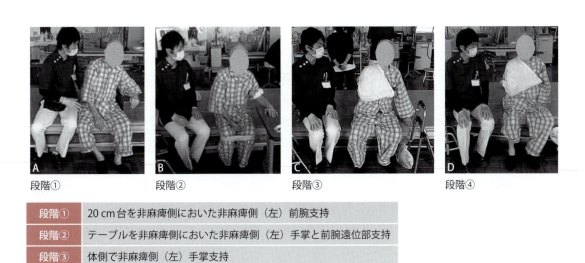

段階①	20 cm台を非麻痺側においた非麻痺側（左）前腕支持
段階②	テーブルを非麻痺側においた非麻痺側（左）手掌と前腕遠位部支持
段階③	体側で非麻痺側（左）手掌支持
段階④	左大腿上での非麻痺側（左）手掌支持

図3-12 段階的難易度設定を用いた座位保持練習

いたのに，失敗させていました．」

達人「そこで，少し努力すれば到達可能な時間を設定します．非麻痺側（左）前腕支持の座位で3分間を目標とします．」

若手「先ほどよりも，自力による座位時間が延長しています（動画3-7）．しかし，これでも3分間の座位保持は無理なように思います．」

動画3-7

達人「そこで，座位保持の上達がフィードバックできるように，言語指示や身体的ガイドの数を評価します．たとえば，麻痺側（右）に倒れてきた場合には，『右に傾いているのでまっすぐに戻してください』と言語指示を行います．それでも難しければ，セラピストの介助によって姿勢を修正します．」

若手「3分間の座位に成功しない場合でも，言語指示回数や身体的ガイド数が減少していれば上達したことになりますね．」

達人「そういうことです．次の段階に進む基準は，介助なしで3分間の保持ができた場合としました．座位保持練習は1日に1回です．」

達人 「段階①の通過には5日を要しました（**動画3-7**）．段階②は，前方のテーブル上に非麻痺（左）側手掌支持（**動画3-8**）．段階③は体側で非麻痺側手掌支持（**動画3-9**）．段階④は非麻痺側（左）大腿上での手掌支持です（**動画3-10**）．段階②では両膝をゴムベルトで留めていますが，これは麻痺側の股関節が外転外旋するのを防ぐためです．」

動画3-8

動画3-9

動画3-10

若手 「見事に成功させていますね．」

達人 「段階②は4日，段階③は4日，段階④は7日で通過しました．介入開始後3週間で段階④を通過しました．」

若手 「ほかにはどんな工夫をしたのですか？」

達人 「タイマーを対象者がみやすいように配置し，目標の3分間に接近していることをフィードバックしました．また，座位練習場面を撮影し，動画にて対象者に座位が安定してきていることをフィードバックしました．口頭指示・介助数はグラフ化し，改善を認めた場合には称賛しました．」

若手 「それはやる気が出そうですね．
介入中に機能的な変化はなかったのですか？」

達人 「段階④を通過した時点でのBr. stageは上下肢Ⅱでした．表在・深部感覚とも重度鈍麻で変化を認めていません．」

若手 「身体機能の回復がなかったということは，座位保持の技術を学習したということですね（p.16参照）．」

達人 「すばらしい理解です．」

達人 「介入はこの後も続きます．非麻痺側（左）上肢を自由に使うためには，非麻痺側（左）上肢の支持がない状態でも，安定した座位をとれなければなりません．
本症例では，段階⑤として上肢の挙上運動（**図3-13**，**動画3-11**）と輪投げ運動（**図3-14**，**動画3-12**，**3-13**）を用いることで，上肢の支持を外していきました．」

動画3-11

動画3-12

若手 「座位姿勢が安定していく様子がよくわかります．
輪投げができるようになるのに何日かかったのですか？」

動画3-13

達人 「3分間の上肢挙上が可能になるのに4日，輪投げが可能になるのに4日，合計8日かかりました．
図3-15には，すべての練習段階における身体的ガイドの回数を示しました．前日よりも身体的ガイドが減少している日が多いことがわかります．」

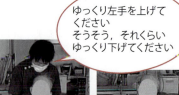

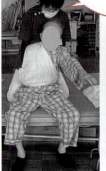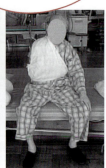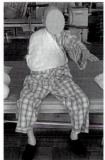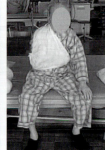

座位での上肢挙上練習①　　　　　　　　　座位での上肢挙上練習②
セラピストの介助あり　　　　　　　　　　セラピストの介助なし

図3-13　座位での上肢挙上練習（段階⑤-1）

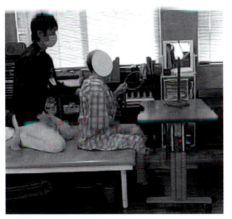
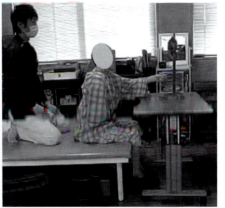

座位での輪投げ練習①
比較的近い距離

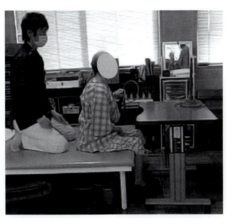
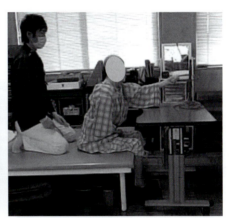

座位での輪投げ練習②
体幹前傾を伴う比較的遠い距離

図3-14　座位での輪投げ練習（段階⑤-2）

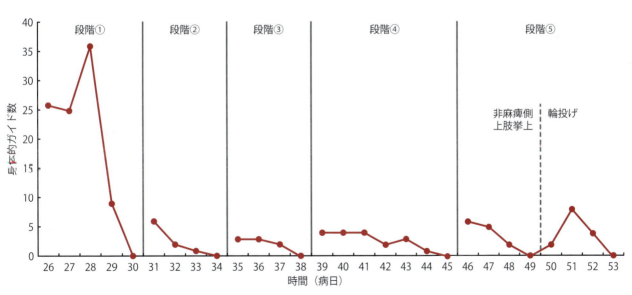

図3-15　座位　身体的ガイド数

若手　「前日よりも悪くなったのが，段階①で5日中1日，段階④で7日中1日，段階⑤で8日中2日あるだけです．いずれも70％以上成功させているわけですね．
　　　無誤学習の原則が守られています．」

達人　「そのとおりです．」

若手　「今回は，最初の段階である前腕支持を行うことで，座位保持がある程度できるようになっていました．
　　　しかし，より重症な人では，前腕支持を行っても座位保持が困難な場合もあると思います．そんなときはどうするのですか？」

達人　「壁を使うとよいでしょう．非麻痺側に壁を位置させ，肩を壁につけるように指示します（図3-16では壁の代わりに柱を利用）．加えて，椅子のバックレストにもたれさせることで座位姿勢を安定させることができます（図3-16）．安定したら，バックレストへの寄りかかりを徐々に減少させていきます（図3-17）．」

若手　「ほかにも何かありますか？」

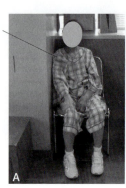
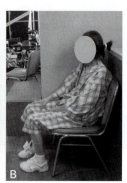

図3-16　柱とバックレストを利用した座位保持練習

図3-17　角枕を利用したバックレストのフェイディング

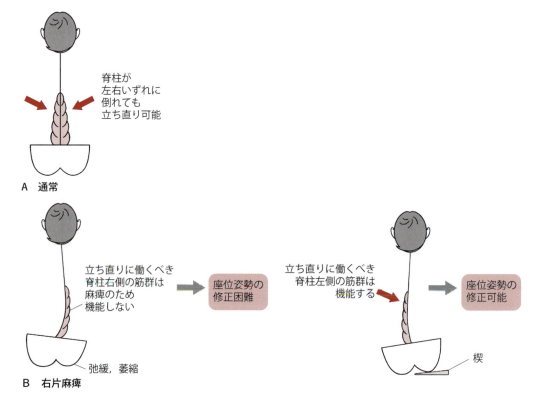

図3-18　麻痺側骨盤を挙上した座位保持練習（右片麻痺の場合）

達人 「気づきにくいのですが，麻痺側の殿部の筋肉が弛緩したり萎縮したりしていると，麻痺側骨盤の高さが低くなります（図3-18）．麻痺側骨盤の後傾が加わるとなおさらです．脊柱が麻痺側に凸になってしまうと，脊柱の側屈をコントロールすることができません．

これに対しては，麻痺側の坐骨（殿部）に5°のウェッジ（楔）などを差し入れて，骨盤の高さを変え，脊柱を非麻痺側に凸の形にすることが有効です（図3-18）．」

若手 「なるほどですね．初めて聞きました．」

達人 「Pusher症状の場合，非麻痺側下肢で床を押してしまうこともあります．そういったときには，座面の高い台に座らせ，両足底が床から離れるようにします（図3-19）．

よくある工夫ですが，鏡をみながら行うこと，点滴スタンドなど垂直の目印を用いることなども試してみるとよいでしょう．」

若手 「Pusher症状でも成功できる難易度調整を行うことが重要なのですね．」

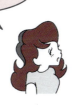この患者さんの立位保持練習はどのように行われたのでしょう？

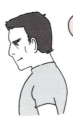立位への介入も，端座位への介入と同日に開始しています．

達人 「図3-20に示すように，平行棒を用いた立位保持練習において，著明なPusher症状を認めています．練習風景をみてください（図3-20，動画3-14）．」

動画 3-14

若手 「これでは立位保持練習は困難でしょう．成功させられるのですか？」

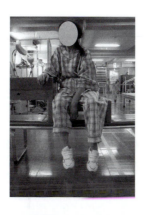

図3-19 足底を浮かした状態での座位保持練習

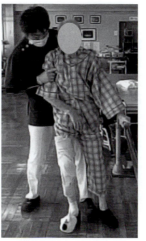

図3-20 介入前の立位保持練習（麻痺側下肢には膝装具を装着）
非麻痺側（左）上肢，下肢にPusher症状がみられる．このため重心線は麻痺側（右）へ偏位している．

Ⅲ 達人のいろいろな技をみてみよう

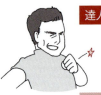

達人「介入を説明しましょう．

図3-21に示すような5段階の難易度設定を行いました．

段階①は，非麻痺側（左）の台上に前腕支持し，後方は柱に寄りかかっています．麻痺側下肢は膝装具で固定，外転防止用の台を使用しています（図3-21A）．」

若手「外転防止用の台とは何ですか？」

達人「Pusher症状の強い症例では，非麻痺側（左）下肢を外転・伸展させて，身体を麻痺側（右）に押そうとします．外転防止用の台はこれを防ぎ，重心線を非麻痺側（左）下肢上に位置させやすくするものです．

練習風景をみてください（動画3-15）．」

動画3-15

若手「安定していますね．驚きました．

練習はどのようにして進めていったのですか？」

達人「立位保持3分を目標としました．バランスを崩しそうになったら，口頭指示や身体的介助を行いました．身体的介助なしに3分間の立位ができた場合，難易度を上げました．

図3-21B，動画3-16は段階②です．非麻痺側（左）の台で前腕支持，柱にクッションを1つ貼り付けて，そこにもたれています．外転防止用の台は除去しています．」

動画3-16

若手「後方の支持面を狭くして，難易度を上げたのですね．」

達人「そうです．

段階③は垂直棒を把持した立位です．垂直棒にぶら下がるような感覚で体重を支持するため，Pusher症状は出現しません．動画をみてください（図3-21C，動画3-17，3-18）．

これが可能となったので，トイレの縦手すりにつかまって立位保持が可能となり，介助者1人でトイレを使用できるようになりました．」

動画3-17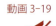

動画3-18

若手「垂直棒は有効ですね．」

達人「段階④は平行棒につかまっての立位練習です．動画をみてください（図3-21D，動画3-19）．」

動画3-19

若手「すごい．Pusher症状がみられませんね．」

達人「段階⑤はテーブル上に手掌をおいた立位練習です．動画をみてください（図3-21E，動画3-20）．

動画3-20

平行棒を把持していないため，前後左右へのバランス修正がより難しくなってきます．」

若手「これらの段階は，どのくらいの期間で進行できたのですか？」

達人「段階①を通過するのに5日かかりました．同様に，段階②は4日，段階③は6日，段階④は7日，段階⑤は6日でした．段階⑤が可能となったのは介入開始から4週間後でした．

ちょうど輪投げが可能になった日です．身体的ガイド数の変化を図3-22に示しました．」

若手「座位と同じで，身体的ガイド数が減少している日が多いですね．悪くなったのは段階①，③，④，⑤で1日あるだけです．

この期間中，機能障害の変化はなかったのでしょうか？」

達人「運動麻痺，感覚障害ともに変化はありませんでした．」

若手「立位動作の技術を学習したのですね．」

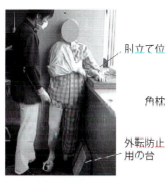
A 立位介入段階①

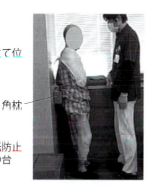
B 立位介入段階②

肘立て位
角枕
外転防止用の台

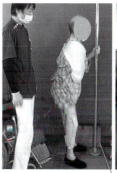
C 立位介入段階③　外転防止用の台

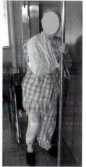

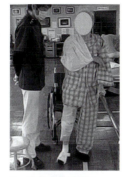
D 立位介入段階④
左上肢，下肢による
Pusher症状は消失

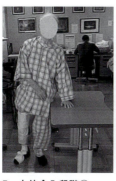
E 立位介入段階⑤
台上に非麻痺側手掌支持．平行棒を把握
していないため，より高度のバランスを必
要とする

段階①	非麻痺側の台上に前腕支持，後方は柱に背中を密着 麻痺側下肢は膝装具で固定．非麻痺側下肢の外側には外転防止用の台を設置	
段階②	非麻痺側の台で前腕支持，柱に角枕を貼り付け，後方の支持面を減少させた 麻痺側下肢は膝装具で固定．外転防止用の台は除去	
段階③	垂直棒にぶら下がるようなイメージ．麻痺側下肢は膝装具で固定	
	段階③-1	外転防止用の台を設置
	段階③-2	外転防止用の台を除去
段階④	平行棒を把持．麻痺側下肢は膝装具で固定	
段階⑤	台上に非麻痺側手掌支持．麻痺側下肢は膝装具で固定	

図3-21　段階的難易度設定を用いた立位保持練習

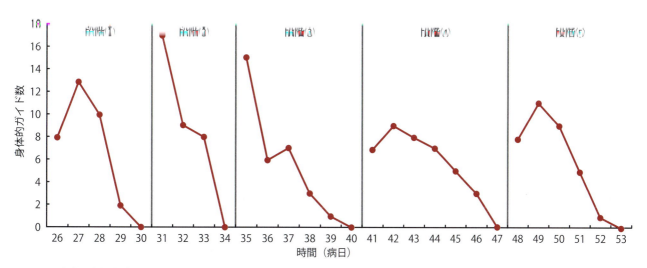

図3-22　立位　身体的ガイド数

(2) 立位保持練習

> ほかに有効な立位練習はありますか？

> それでは，重度の半側空間失認を呈した症例に対する立位保持練習を紹介しましょう．

達人「表3-5をみてください．
　　広範な梗塞でしたので，リハビリテーションの開始が遅れました．」

若手「麻痺も半側空間失認 unilateral spatial neglect（USN）も重度ですね．これほど重度だと，立位保持練習を行っても失敗を繰り返してしまうと思うのですが．」

達人「たしかにそう考えてしまうでしょうね．でも，座位ができるようになってから立位や歩行練習を始めた場合，立位保持練習を始めるまでに相当の日数を費やします．廃用症候群の予防やADL獲得を考えると，早期に介入しなければなりません．
　　しかし，USNを急速に改善させることはできません．何が大切でしょう？」

> 立位を保持する技術を学習させることです．そしてそれは無誤学習でなければなりません．

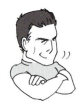

達人「すばらしい．
　　では，どのように介入したか説明しましょう．
　　リハビリテーション室での開始日の立位保持練習場面です（**図3-25**，**動画3-21**）．
　　体重は支持できるのですが，常に頭部や体幹が右へ向いてしまうため，立位バランスがとれない状態です．そのため，セラピストは麻痺側（左）肩が前に出ないように支える必要がありました．
　　麻痺側の問題もありますが，立位保持を可能にするには，頭部・体幹が非麻痺側（右）に回旋することをいかにコントロールするかが重要となります．」

若手「なるほど．どのような介入を行ったのか教えてください．」

達人「漫然と練習を行うと，達成感が得られません．そこで，目標を『平行棒につかまって60秒立位を保持する』こととしました．かなり難易度が高いため，以下のような難易度調整を行いました．」

表3-5 対象者のプロフィール

- 60歳代，女性
- 診断名：内頸動脈の閉塞による脳梗塞（図3-23）
- 著明な半側空間失認（USN）を呈した左片麻痺
- 9病日の評価：意識清明，HDS-Rは21点，指示理解や日常的な会話は可能．Br. Stageは上肢Ⅰ，下肢Ⅱ～Ⅲで，深部感覚は鈍麻．
- USNに関して，Albert線分抹消試験は左側から23の見落としを認め（図3-24A），線分二等分試験（図3-24B），ダブルデイジー模写試験は実施困難．常時，顔を非麻痺側（右）に向けており，重度のUSNを認めた
- 起居移動動作は寝返り，座位保持を含めて全介助で，FIMは52点（運動FIM 23点，認知FIM 29点）

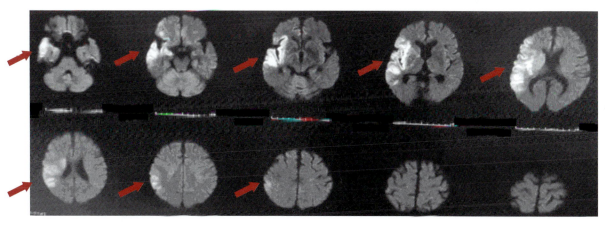

図3-23　発症当日のMRI（拡散強調画像：DWI）
右脳の広範囲に高信号域を示す．
［辛秀雄先生の厚意による］

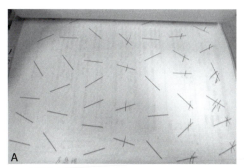 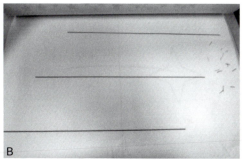

図3-24　リハビリテーション開始時のAlbert線分抹消試験（A）および線分二等分試験（B）

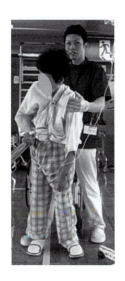

図3-25　立位介入前
頭部，体幹が非麻痺側（右）へ回旋してしまい，セラピストは常時麻痺側（左）肩を保持する必要があった．

達人　「最初の介入では，平行棒を非麻痺側（右）手で把持した状態で立位保持練習を実施しました（段階①）．その際，訓練用鏡の裏を利用して非麻痺側（右）の視野を遮断し，麻痺側（左）の前腕を麻痺側前方のテーブルにのせました（**図3-26A**）．こうして，頭部体幹が非麻痺側（右）方向に回転しにくい状態をつくり出しました．

　　実際の介入場面を動画で紹介しましょう（**図3-26A**，**動画3-22**）．
　60秒の立位に成功，あるいは前回より介助量が減少した場合には，注目と称賛を行いました．また，60秒まで10秒ごとに経過時間を告げました．」

動画3-22

若手　「見事に非麻痺側（右）方向への回転が抑制できていますね．なぜ経過時間をフィードバックしたのですか？」

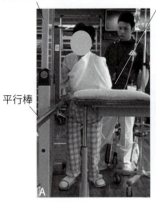
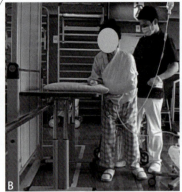
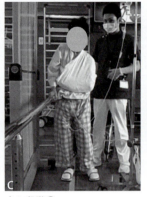
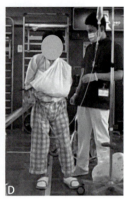

非麻痺側の視野を遮断　テーブル上に麻痺側上肢前腕支持

平行棒

A　介入段階①　　B　介入段階②　　C　介入段階③　　D　介入段階④

段階①	非麻痺側視野を遮断 非麻痺側に平行棒，麻痺側にテーブルをおいた麻痺側前腕支持
段階②	非麻痺側視野を遮断 非麻痺側にテーブルをおいた非麻痺側前腕支持
段階③	非麻痺側視野を遮断 平行棒を使用
段階④	非麻痺側視野の遮断を除去 平行棒を使用

図3-26　段階的難易度設定を用いた立位保持練習

達人「60秒に近づくということは，立位保持練習の成功に近づいているということだからです.」

若手「わかりました．練習行動が強化されるのですね.」

達人「そのとおりです．

　次は，同様に非麻痺側（右）視野を遮断した状態で，テーブル上に非麻痺側（右）前腕を支持する立位練習（段階②）を行いました（図3-26B）．練習風景をみてください（動画3-23）．

　その次は，非麻痺側（右）視野を遮断した状態で，平行棒を使用した立位保持練習（段階③）を行いました（図3-26C）．練習風景をみてください（動画3-24）．

　最後に，非麻痺側（右）視野の遮断を除去し，平行棒を使用した立位保持練習（段階④）を行いました（図3-26D）．練習風景をみてください（動画3-25）．」

動画3-23
動画3-24
動画3-25

若手「4つの段階を設定していますが，その進行はどのようにしているのでしょうか？」

達人「介入は，毎回段階①から始め，介助なしに60秒の立位ができれば段階②を実施しました．

　1日の立位保持練習回数は4回です．ただし，段階①が3日連続でできた場合，段階①はそれで終了とし，次の日は段階②から開始しました．

　介入開始後10日で段階④の平行棒での立位保持が60秒できました．それにより，トイレを介助で使用できるようになり，ADLにも変化を及ぼしました．」

若手「段階③や④を当初から行うことにより，失敗を繰り返してしまうことはないのでしょうか？」

達人「たしかに，段階③や④だけを続けた場合は失敗が続くことになり，それにより学習性無力感が引き起こされる可能性が考えられます．しかし，今回の介入では段階①から開始しており，そこについては成功します．また，段階③に失敗しても60秒間での身体的な介助回数をフィー

ドバックしており，介助数の減少が得られていたことがよかったと思います．
　次の段階の開始基準をどのように設定するかについては，今後も検討が必要でしょう．」

若手「短期間で立位保持ができるようになっていますが，麻痺の回復などの機能的な改善はなかったのでしょうか？」

達人「段階④の平行棒を使った立位が初めて60秒できた日における評価では，Mr. Stayer と HDS-R の点数に変化はありませんでした．また，Albert線分抹消試験では左側中心に26を見落としていました．線分二等分試験は右に9cmのずれ，ダブルデイジー模写試験は実施困難であり，USNについても明らかな改善は認めていません．」

若手「今回の介入中は，機能障害に著変はなかったのですね．ADLはどうなったのですか？」

達人「FIMは62点（運動FIM 32点，認知FIM 30点）となりました．具体的には，トイレ動作，トイレ移乗，排尿・排便管理が向上しました．」

> 廃用症候群の予防やADLの再獲得のために，早期から立位練習が必要なことは知っていました．しかし何か，他動的に，無理やり実施するイメージでした．でも，この介入は対象者自身が能動的に立位を学習していく過程ですね．理学療法士の仕事が誇らしく感じられます．

まとめ
　Pusher症状を呈する重症片麻痺者に対して，支持基底面を広げることで座位・立位保持を成功させ，適正な重心コントロール能力を学習させた．徐々に支持基底面を減少させることで，座位・立位を自立させた．
　左半側空間失認に対して右側視野を遮断し，右方向への頭部体幹の回旋を軽減した．これによって立位保持を成功させ，徐々に支持面を減少させることで適正な重心位置を学習させた．

3　歩行練習

> Pusher症状を呈する重症片麻痺者の歩行練習では，麻痺側に重心線が外れやすいため，多くの介助が必要となります．
> 歩行練習においても段階的な難易度設定があれば教えてください．

「もちろんあります．」

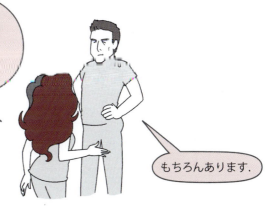

動画 3-26

達人「この対象者（表3-6）の歩行をみてください（図3-27，動画3-26）．」

若手「指示されているにもかかわらず，非麻痺側（右）下肢を外転位に振り出しています．これでは，麻痺側（左）下肢の振り出しは困難です．重度のPusher症状ですね．
　このように多大な介助を受けていると，対象者の方は自分の力で歩いたとは感じられないでしょうね．」

表3-6　対象者のプロフィール

- 70歳代後半，女性
- 診断名：中大脳動脈領域の脳梗塞
- 発症11病日の評価：意識清明，HDS-Rは21点，コミュニケーション問題なし．Br. Stageでは上肢Ⅰ，下肢Ⅲで，深部感覚は鈍麻．左半側空間失認，Pusher症状（contraversive pushing 臨床評価スケールで4点）
- 起居移動動作はすべて全介助で，FIMは44点（運動FIM 16点，認知FIM 28点）

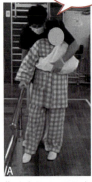
A 指示されているにもかかわらず，外転位に振り出す（Pusher症状）

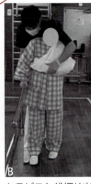
B セラピストが振り出し位置を修正

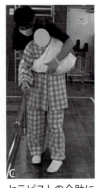
C セラピストの介助による麻痺側下肢の振り出し

図3-27　介入前の歩行練習

表3-7　段階的難易度設定を用いた歩行練習

段階①	窓際，前腕支持	図3-28	動画3-27
段階②	平行棒（膝装具装着），外転防止用板使用	図3-29	動画3-28
段階③	平行棒（膝装具装着）	図3-30	動画3-29
段階④	歩行器型杖，非麻痺側補高3 cm	図3-31	動画3-30
段階⑤	4脚杖，非麻痺側補高3 cm，近位監視	図3-32	動画3-31
段階⑥	4脚杖，非麻痺側補高1 cm，近位監視	図3-33	動画3-32

 動画3-27   動画3-28
 動画3-29   動画3-30
 動画3-31   動画3-32

達人　「いいところをみています．歩かせることで学習が促進するわけではありません．」

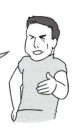

重要なことは，自分自身の力で歩き，成功・上達を感じてもらうことです．

達人　「そこで，段階的な難易度設定を行いました（表3-7，図3-28〜33，動画3-27〜32）．
　段階①では窓際に非麻痺側前腕支持の姿勢をとらせ，歩行練習を行っています．段階②では平行棒内で外転防止用の板を使用して，歩行練習を行っています．段階③では外転防止用の板を除去して，平行棒内で歩行練習を行っています．段階④では非麻痺側を3 cm補高し，歩行器型の杖を用いて歩行練習を行っています．段階⑤では3 cmの補高を行い，4脚杖を用いて歩行練習を行っています．段階⑥では補高を1 cmに低くし，4脚杖を用いて歩行練習を行っています．」

若手　「これらの段階は，どのくらいの期間で進行できたのですか？」

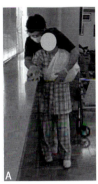 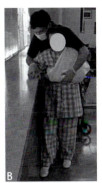 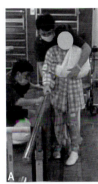 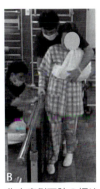 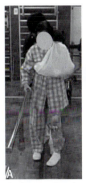 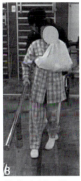

麻痺側下肢の振り出し．重心が非麻痺側に位置し，麻痺側下肢振り出しの介助量が軽減

非麻痺側下肢の振り出し．外転方向への振り出しを壁がブロック

図3-28　歩行介入段階①

麻痺側下肢の振り出し．麻痺側が内転方向に入らないようセラピストが振り出し位置を誘導

非麻痺側下肢の振り出し．外転方向への振り出しを板がブロック

図3-29　歩行介入段階②

麻痺側下肢の振り出し．自力での振り出しが可能

非麻痺側下肢の振り出し．青線を手がかりとして外転方向への振り出しを修正

図3-30　歩行介入段階③

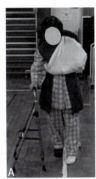 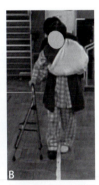 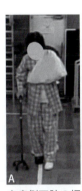 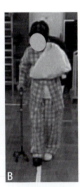 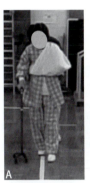 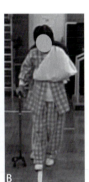

麻痺側下肢の振り出し．自力での振り出しが可能

非麻痺側下肢の振り出し．白線を手がかりとして外転方向への振り出しを修正

図3-31　歩行介入段階④

麻痺側下肢の振り出し．自力での振り出しが可能

非麻痺側下肢の振り出し．白線を手がかりとして外転方向への振り出しを修正

図3-32　歩行介入段階⑤

麻痺側下肢の振り出し．歩行形態は2動作に近づいている

非麻痺側下肢の振り出し．外転方向への振り出しはほとんどみられない

図3-33　歩行介入段階⑥

達人「12病日から介入を始め，各段階に要した日数は，段階①，②は2日，段階③は7日，段階④〜⑥は4日でした．この時点では体重移動に軽介助を要しましたが，7日後の43病日には介助が不要になりました．」

若手「短い練習期間で，すごい上達ぶりです．驚きました．
段階⑥までの間に機能的な改善はなかったのですか？」

達人「HDS-R，Br. Stage，深部感覚障害，左半側空間失認には変化を認めていません．Pusher症状は改善し，contraversive pushing臨床評価スケールは1点でした．」

若手「無誤学習を行うことで，こんなに短期間で歩行能力が向上することに驚きました．いくつか疑問点があるので質問してもいいですか？」

達人「どうぞ．」

若手「段階①で平行棒ではなく窓際の肘立て位で歩行練習したのはなぜですか？」

達人「平行棒を把持することで，上肢にPusher症状が生じることがあります．肘立て位にするとそれを回避できるので，最初は肘立て位で行っています．非麻痺側（右）下肢の外転方向への振り出しは壁がブロックしてくれるので，Pusher症例の歩行練習には最適です．」

若手「たしかに．これなら対象者は自分で歩行練習を行ったと感じられそうですね．
平行棒の練習では膝装具を使用していました．それはなぜですか？」

達人「平行棒ではPusher症状が生じやすく，麻痺側（左）へ重心が偏位しやすい状態でした．このため，麻痺側（左）下肢の支持性を補うために膝装具を用いました．」

若手　「わかりました．
　　　段階③では，麻痺側（左）下肢の振り出しが自力で可能になっています．麻痺の改善などがあったのでしょうか？」

達人　「麻痺の改善はありません．練習を行った病日をみてもらうとわかりますが，練習期間はごく短期間です．非麻痺側（右）への重心移動を行えるようになった結果，麻痺側（左）の振り出しが行いやすくなったものだと思います．」

若手　「1日に何回くらい歩行練習を行っていたのですか？」

達人　「平行棒内，5往復程度です．」

若手　「歩行器型杖に移行した際に健側を3 cm補高しています．これはなぜですか？」

達人　「麻痺側（左）の足関節，膝関節，股関節の随意性が低く，また非麻痺側（右）への重心移動が十分でなかったため，歩行中に麻痺側（左）の足先を引きずっていました．これを防止するために非麻痺側（右）を補高しました．」

若手　「本当にありがとうございました．
　　　Pusher症状があっても，段階的難易度設定を行うことで成功や上達の感じられる歩行練習を実践できることがよくわかりました．」

> **まとめ**
> 　壁，外転防止板，直線テープを利用することで，歩行中のPusher症状を軽減させ，歩行時の適正な重心移動を学習させた．さらに，健側を補高し歩行補助具を使用することで麻痺側下肢の振り出しを容易にした．そしてそれらを徐々に減じることで，麻痺側下肢の振り出しを学習させた．

4　寝返り練習

重度の片麻痺者では，寝返りや起き上がり動作を獲得することに難渋することがあります．何かよい方法はないでしょうか？

立位や座位保持ができても起き上がりができない片麻痺者がいるようです．しかし，寝返り，起き上がりに関しては有効な練習方法がほぼ確立されています．それは逆方向連鎖化の技法です．

ぜひ教えてください！

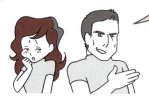

達人　「それでは，まず寝返りの例を紹介しましょう．**表3-8**をみてください．
　　　そしてこれが，発症から14病日の練習前につけていた評価チャートです（**表3-9**）．
　　　口頭指示をしても，麻痺側（左）上肢を非麻痺側（右）上肢で把持することはできませんでした．非麻痺側（右）下肢を麻痺側（左）下肢の下に挿入することは口頭指示があれば可能でした．麻痺側（左）上肢を非麻痺側（右）方向へ引っ張ることや，頸部を右に回旋することは口頭指示でできましたが，両下肢を屈曲させて挙上することはできませんでした．その結果，寝返りにも介助が必要でした．
　　　点数で言うと3点になります．」

若手　「この評価チャートはすごいですね．どこができないかが一目瞭然です．
　　　寝返りは難しそうですが，どういった介入を行ったのですか？」

表3-8 対象者のプロフィール

- 70歳代後半，女性
- 診断名：右内頸動脈閉塞．梗塞は被殻から内包後脚，さらに前頭葉にも及ぶ（図3-34）
- 発症14病日の評価：HDS-Rは20点，左半側空間失認（線分抹消試験で7列中の右3列のみ抹消できる），構音障害を認める．Br. StageはI下肢Iで，表在感覚は重度鈍麻，深部感覚は脱失
- 寝返り，起き上がり，端座位，立ち上がり，立位は全介助（図3-35，動画3-33）で，ADLはFIM 40点（運動FIM 14点，認知FIM 26点）．スプーンで食物をすくって介助をすれば口に運ぶことは可能であった．それ以外はすべての動作が全介助であった．

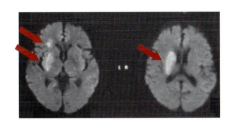

図3-34 対象者のMRI所見
梗塞は右被殻から内包後脚および前頭葉に及んでいる．
［辛秀雄先生の厚意による］

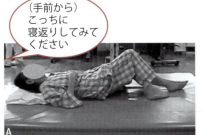 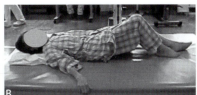 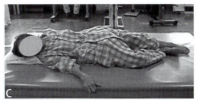

A 寝返り開始前．　　B ベッドの端をつかんで寝返ろうとする．　　C 両下肢は寝返る方向に倒せるが，上半身を回転させることはできない．

図3-35 寝返り介入前

表3-9 起居動作の評価表：介入前の寝返り得点

起居動作の評価表：寝返り	可能2点	口頭指示1点	介助0点
1. 左上肢を右手でつかむ	□	□	☑
2. 右下肢を左下肢の下に入れる	□	☑	□
3. 以下の3つの動きを同時に行う			
1）左上肢を右側へ引っ張る	□	☑	□
2）頭部を右回旋する	□	☑	□
3）右下肢で左下肢をすくって挙上する	□	□	☑
4. 右側へ寝返る	□	□	☑

合計　3点

達人　「練習を成功させるため，あらかじめ『非麻痺側（右）手で麻痺側（左）上肢をつかんで胸の前へ持ってくる』，『非麻痺側（右）下肢を麻痺側（左）下肢の下に差し込む』の動作は，こちらでセットしました．

　体幹を回旋させることができなかったため，クッション2個を背中に挿入した背臥位から，側臥位に寝返ることを目標としました．」

若手　「逆方向連鎖化なので，そこから徐々にクッションをなくしていったのですね．」

達人　「通常の逆方向連鎖化であればそうなるのですが，対象者の方はこれでも成功しませんでした．腹筋群が弱く，非麻痺側（右）下肢で麻痺側（左）下肢を挙上することができませんでした．このため，体幹の回旋モーメントが不足し，寝返りが困難になっていたものと思われました．」

達人　「そこで，両下肢を20 cm台の上にのせた状態から寝返り練習を行いました（図3-36A）.」
若手　「下肢の重心位置を高くして，回旋モーメントを高めたわけですね.
　　　見事に成功していますね（図3-36B，動画3-34）.」

動画3-34

達人　「次は，10 cm台から行いました.
　　　これも1回で成功しました（図3-37，動画3-35）.」
若手　「逆方向連鎖化の技法に段階的な難易度設定を組み合わせたのですね.」
達人　「介入の内容がすぐに理解できますね.
　　　一連の介入を表3-10にまとめました．具体的には，背中にクッションを2つ挿入し，両下肢を20 cm台上に挙上した状態から寝返り練習を始めました．そして，台の高さを徐々に下げるようにしました．台なしでできたら，クッションを徐々になくしていきました.」
若手　「何日間の練習で寝返りができるようになったのですか？」
達人　「『非麻痺側（右）手で麻痺側（左）上肢をつかみ胸の前に持ってくる』，『非麻痺側（右）足を麻痺側（左）下肢の下に差し込む』の2つの動作については口頭指示が必要でしたが，2日で寝返ることができるようになりました.
　　　これが練習成績です（表3-11）.」

動画3-35

若手　「2日ですか！　信じられません．すべての練習で寝返りに成功していますね.」

背中にクッション2個挿入　　20 cm台の上に足を挙上

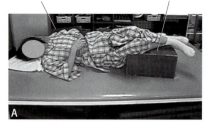 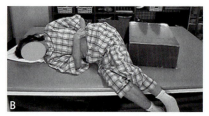

図3-36　寝返り介入段階①

背中にクッション2個挿入　　10 cm台の上に足を挙上

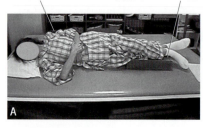 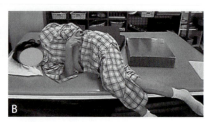

図3-37　寝返り介入段階②

表3-10　段階的難易度設定を用いた寝返り練習

段階①	背中にクッション2個，20 cm台利用	図3-36	動画3-34
段階②	背中にクッション2個，10 cm台利用	図3-37	動画3-35
段階③	背中にクッション2個，台なし	図3-38	動画3-36
段階④	背中にクッション1個，20 cm台利用	図3-39	動画3-37
段階⑤	背中にクッション1個，10 cm台利用	図3-40	動画3-38
段階⑥	背中にクッション1個，台なし	図3-41	動画3-39
段階⑦	クッションなし，20 cm台利用	図3-42	動画3-40
段階⑧	クッションなし，10 cm台利用	図3-43	動画3-41
段階⑨	クッションなし，台なし	図3-44	動画3-42

背中にクッション2個挿入　台なし

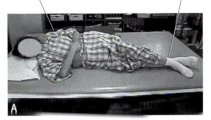 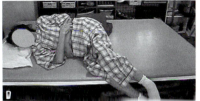

図3-38　寝返り介入段階③

背中にクッション1個挿入　20 cm台の上に足を挙上

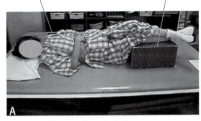 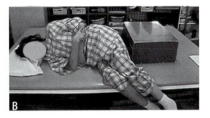

図3-39　寝返り介入段階④

背中にクッション1個挿入　10 cm台の上に足を挙上

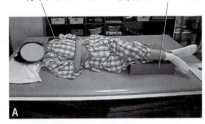 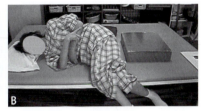

図3-40　寝返り介入段階⑤

背中にクッション1個挿入　台なし

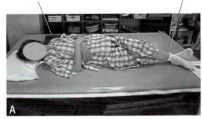 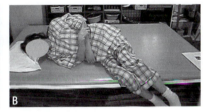

図3-41　寝返り介入段階⑥

背中にクッションなし　20 cm台の上に足を挙上

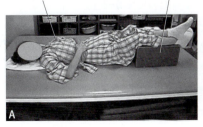 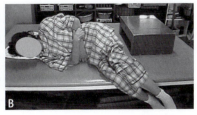

図3-42　寝返り介入段階⑦

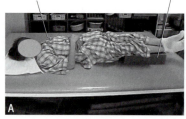 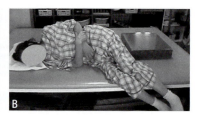

背中にクッションなし　　10 cm 台の上に足を挙上

図3-43　寝返り介入段階⑧

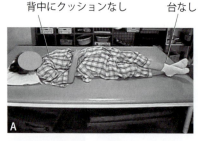 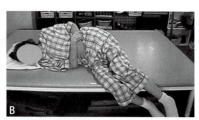

背中にクッションなし　　台なし

図3-44　寝返り介入段階⑨

表3-11　寝返りの練習成績

		1日目	2日目
段階①	背中にクッション2個，20 cm台利用	○	
段階②	背中にクッション2個，10 cm台利用	○	
段階③	背中にクッション2個，台なし	○	
段階④	背中にクッション1個，20 cm台利用	○	
段階⑤	背中にクッション1個，10 cm台利用	○	○
段階⑥	背中にクッション1個，台なし		○
段階⑦	クッションなし，20 cm台利用		○
段階⑧	クッションなし，10 cm台利用		○
段階⑨	クッションなし，台なし		○

○：成功．練習は1日5回．

達人　「練習は1日5回行い，成功したら次の段階に進みます．次の日は，前日最後に成功していた段階から練習を開始しています．」

達人　「これまでの寝返り練習は，どのように行っていたのですか？」

若手　「順方向連鎖化で行い，毎回苦手な麻痺側（左）上肢を把持する動作を口頭指示や身体的介助を行って反復していました．

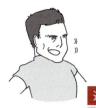

　上達や成功がない練習だったのですね．運動麻痺や認知機能のせいで寝返りができないと考えていた自分を恥ずかしく思います．

　しかし，練習方法によってこんなに早く寝返りができるようになるとは！」

達人　「これが無誤学習の威力です．」

若手　「その後，口頭指示はどうなったのですか？」

達人　「寝返ることができるようになってから，3日目には口頭指示がなくても『非麻痺側（右）手で麻痺側（左）上肢をつかみ胸の前へ持ってくる』，『非麻痺側（右）足を麻痺側（左）下肢の下に差し込む』動作ができるようになりました．

　これが介入4日目の評価表です（表3-12）．」

若手　「どんな介入を行ったのですか？」

達人　「時間遅延法を用いました．つまり，自発的に動作ができるときには患者さんにまかせ，動作

表3-12 起居動作の評価表:介入4日目の寝返り得点

起居動作の評価表:寝返り	可能2点	口頭指示1点	介助0点
1. 左上肢を右手でつかむ	☐	☑	☐
2. 右下肢を左下肢の下に入れる	☐	☑	☐
3. 以下の3つの動きを同時に行う			
1) 左上肢を右側に振り上げる	☑	☐	☐
2) 頭部を右方向旋する	☑	☐	☐
3) 右下肢で左下肢をすくって挙上する	☑	☐	☐
4. 右側へ寝返る	☑	☐	☐

合計　10点

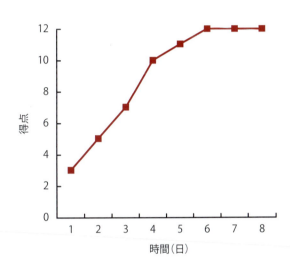

図3-45　寝返り得点の推移
寝返り得点は練習前に評価．6回の介入で満点を獲得．

が滞ったときに言語指示を与えました．それと，寝返りの評価表の得点をフィードバックしました（**図3-45**）．
　そのほかはとくに何も行っていません．」

若手「『右手で左上肢をつかむ』動作は，左半側空間失認や感覚障害を有する対象者にとって難しい動作と思われます．逆方向連鎖化によって，これらの動作を後ろに回せるのですね．」

達人「鋭いですね．そのとおりです．
　これによって失敗なく寝返りができるようになりました．あること（苦手な動作）を行った後に行動（寝返り）すると，よいこと（成功）が生じる．これが繰り返されると，寝返りの前に行ったことが自然と定着していきます．これは行動の基本原理です．」

若手「評価チャートの得点はどのようにフィードバックしたのですか？」

達人「練習が終わった後，得点を計算してグラフに記入して説明しました．患者さんからは，何点だったか，早く計算するようにせかされていました．」

若手「苦手な動作を繰り返して失敗させないこと，それと評価チャートを利用して改善をフィードバックすることが重要なのですね．」

達人「そうです．できることからやって，徐々に上達させていくのです．」

> **まとめ**
> 　逆方向連鎖化の技法を用いた寝返り練習を適用した．さらに，下肢を挙上させることで重心位置を高くし，寝返りの難易度を低減させた．下肢の位置を徐々に下げることによって寝返り練習の難易度を段階的に上げていった．成功・上達を繰り返すことで寝返り動作を学習させた．

5 起き上がり練習

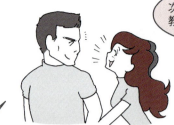

「次は,起き上がり練習についても教えてください.」

「先ほどの症例に対する介入をみていきましょう.」

動画 3-43

達人 「介入前の様子をみてください(**図3-46**,**動画3-43**).
　発症から14日目の様子です.頭部の起き上がりはみられますが,肘立て位になることは不可能でした.
　これが練習前につけていた起き上がりの評価チャートです(**表3-13**).」

若手 「非麻痺側(右)の肘立て位になるうえで筋力が不足しているようにみえます.」

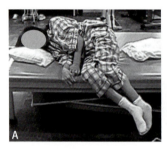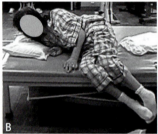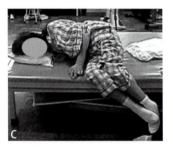

図3-46　起き上がり介入前

表3-13　起居動作の評価表:介入前の起き上がり得点

起居動作の評価表:起き上がり	可能2点	口頭指示1点	介助0点
1. 左上肢を右手でつかむ	☐	☐	☑
2. 右下肢で左下肢をすくう	☐	☑	☐
3. 右側に寝返りする	☐	☐	☑
4. 両下肢をベッドから下ろす	☐	☑	☐
5. 肘立て位まで起き上がる	☐	☐	☑
6. 手支持まで起き上がる	☐	☐	☑
7. 手支持からまっすぐ座る	☐	☑	☐

合計　3点

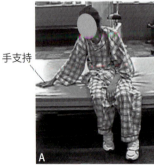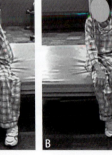

図3-47　起き上がり介入段階①

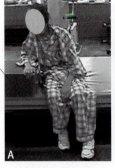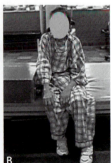

図3-48　起き上がり介入段階②

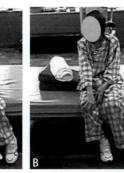

図3-49 起き上がり介入段階③

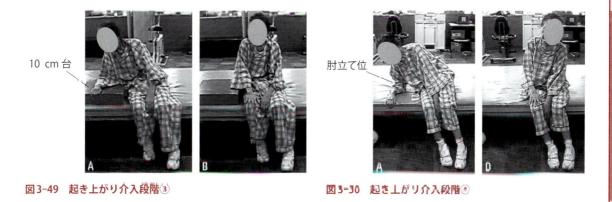

図3-50 起き上がり介入段階④

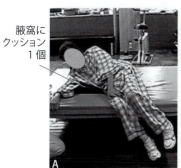

図3-51 起き上がり介入段階⑤

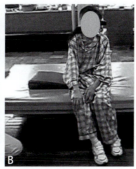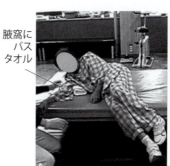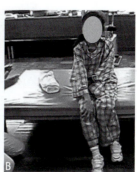

図3-52 起き上がり介入段階⑥

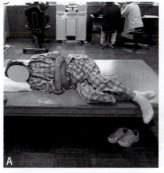

図3-53 起き上がり介入段階⑦

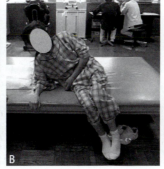

図3-54 起き上がり介入段階⑧

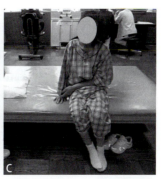

図3-55 起き上がり介入段階⑨

表3-14 段階的難易度設定を用いた起き上がり練習

段階①	手支持から端座位まで起き上がり	図3-47	動画3-44
段階②	20 cm台上の肘立て位から起き上がり	図3-48	
段階③	10 cm台上の肘立て位から起き上がり	図3-49	動画3-45
段階④	肘立て位から起き上がり	図3-50	動画3-46
段階⑤	腋窩にクッション2個とバスタオルを敷いた状態から起き上がり	図3-51	動画3-47
段階⑥	腋窩にクッション2個を敷いた状態から起き上がり	図3-52	動画3-48
段階⑦	腋窩にクッション1個を敷いた状態から起き上がり	図3-53	動画3-49
段階⑧	腋窩にバスタオルを敷いた状態から起き上がり	図3-54	動画3-50
段階⑨	側臥位から両足を下ろして起き上がり	図3-55	動画3-51

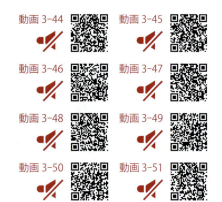

表3-15 起き上がりの練習成績

		1日目	2日目	3日目	4日目
段階①	手支持から端座位まで起き上がり	○			
段階②	20 cm台上の肘立て位から起き上がり	○			
段階③	10 cm台上の肘立て位から起き上がり	○	○		
段階④	肘立て位から起き上がり	×	○		
段階⑤	腋窩にクッション2個とバスタオルを敷いた状態から起き上がり		○		
段階⑥	腋窩にクッション2個を敷いた状態から起き上がり		○	○	
段階⑦	腋窩にクッション1個を敷いた状態から起き上がり			○	
段階⑧	腋窩にバスタオルを敷いた状態から起き上がり			○	○
段階⑨	側臥位から両足を下ろして起き上がり			×	×○○

○：成功，×：失敗．練習は1日4回．

若手「どのように介入したのでしょう？」

達人「寝返りと同じで，逆方向連鎖化の技法を用いています．

介入内容を**表3-14**にまとめました．具体的には，手支持から端座位までの起き上がり練習から始めました．次に20 cm台上の肘立て位から起き上がりを行い，徐々に台の高さを下げていきました．肘立て位からの起き上がりができるようになってからは，腋窩にクッション2つとバスタオルを敷いた状態から起き上がり練習を行いました．そして徐々にクッションとバスタオルを除去していきました．

練習は1日に4回行い，成功すれば次の段階に進んでいます．」

若手「どのくらいの期間で起き上がりが自立したのでしょう？」

達人「1日目に段階③まで，2日目に段階⑥まで進みました．3日目には段階⑧が成功しました．4日目，段階⑨に3回中2回成功しました（**表3-15**）．それ以後は，口頭指示があれば起き上がり動作ができるようになりました．8日目には口頭指示も必要ありませんでした．これが介入6日目の評価表です（**表3-16**）．

そして**図3-56**は評価表の得点推移です．」

若手「練習はわずか8日ですか．これだと機能障害の変化もほとんどありませんね．

こんなに練習で成功して，評価チャートの得点も向上すれば，やる気も出ますよね．

寝返りと同じで，起き上がりにも逆方向連鎖化の技法を用いることで，苦手な肘立て位までの起き上がり練習を回避することができるのですね．」

表3-16 起居動作の評価表：介入6日目の起き上がり得点

起居動作の評価表：起き上がり	可能2点	口頭指示1点	介助0点
1. 左上肢を右手でつかむ	☐	☑	☐
2. 右下肢で左下肢をすくう	☐	☑	☐
3. 右側に寝返りする	☑	☐	☐
4. 両下肢をベッドから下ろす	☐	☑	☐
5. 肘立て位で起き上がる	☑	☐	☐
6. 手支持末で起き上がる	☑	☐	☐
7. 手支持からまっすぐ座る	☑	☐	☐

合計 11点

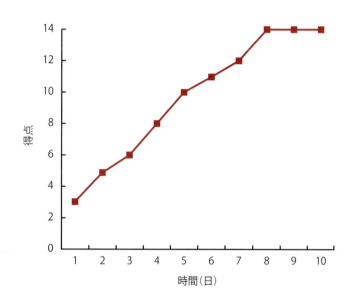

図3-56 起き上がり得点の推移

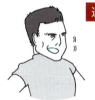

達人「そのとおりです．
　寝返り，起き上がりに逆方向連鎖化が有効なのは，苦手な部分を後回しにできるからです．」

寝返りと起き上がりには逆方向連鎖化の技法が有効！
もう忘れません．

まとめ
　逆方向連鎖化の技法を用いた起き上がり練習を実施した．クッションや台を利用することで行動連鎖をより細かく段階づけた．これによって動作練習に成功・上達を付随させ，起き上がり動作を学習させた．

6 移乗練習

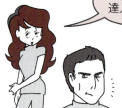

重度の片麻痺者では，移乗動作の獲得は難しいように思います．達人はどのような練習を行っていますか？

では，重度の片麻痺者に対する移乗練習の一例を紹介しましょう．

達人「**表3-17**をみてください．

移乗は，立ち上がりおよび立位保持に介助が必要でした．

非麻痺側（右）に回転する移乗動作をみてください（**図3-58**，**動画3-52**）．

麻痺側（左）に強く押してくるため，1人の介助では困難な状況でした．

麻痺側への回転は，麻痺側（左），非麻痺側（右）ともに膝折れが生じるため，手順全体にわたって介助が必要でした（**図3-59**，**動画3-53**）．」

若手「麻痺が重度，半側空間失認と注意障害，Pusher症状も呈しており，移乗動作を成功させることは難しそうですね．」

達人「当初は介助下で移乗動作の反復練習を行っていましたが，4週間経過しても多大な介助が必要でした．

具体的には，立ち上がりには非麻痺側（右）の支持基底面上に重心を収めるような介助が必要でした．立位保持は何とか可能でしたが，立位で足部の向きを変えるピボットターンは不可能でした．」

若手「自然回復が期待できる急性期なのに，移乗動作の反復練習ではよくならなかったのですね．やはり成功していないのが問題なのでしょうか？」

達人「そのとおりです．移乗動作への介入を30病日から変更しました．

移乗動作の流れを課題分析し，5つの行動要素に分割しました（**表3-18**）．そして，9段階の練習プログラムを作成しました（**表3-19**）．目標は，『車椅子とベッドや病棟トイレ間の移乗が見守りで可能となる』としました．」

若手「段階的な難易度設定による無誤学習過程を創出したのですね．」

達人「そうです．説明が必要なくなりましたね．」

達人「段階①②の介入をみてください（**動画3-54**）．移乗動作の流れの中ではできなかった立ち上が

表3-17 対象者のプロフィール

- 60歳代，女性
- 診断名：右内頸動脈・中大脳動脈の閉塞による右大脳梗塞（図3-57）
- 18病日の評価：意識清明，HDS-Rは30点満点中29点．左半側空間失認と注意障害を認める．Br. Stageは上肢Ⅰ，下肢Ⅱで，構音障害を認める．表在感覚は中等度鈍麻，深部感覚は脱失．Pusher症状はcontraversive pushing 臨床評価スケールで3点
- 立位は困難．ADLはFIM 31点（運動FIM 19点，認知FIM 20点）であり，トイレは2人の介助者によって実施

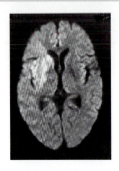

図3-57 症例のMRI（拡散強調画像：DWI）所見
右側頭葉から前頭葉にかけての広範な梗塞を認める．
［辛秀雄先生の厚意による］

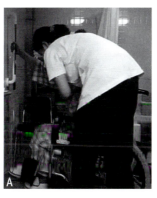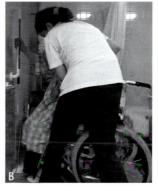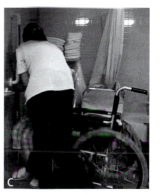

図3-58 介入前の移乗(非麻痺側への回転):車椅子→パイプ椅子
非麻痺側(右)下肢をつっぱってしまい,全介助で移乗.

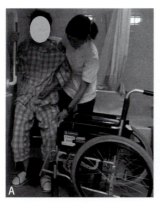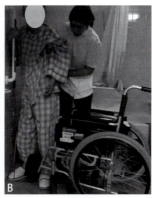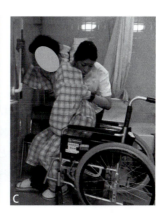

図3-59 介入前の移乗(麻痺側への回転):パイプ椅子→車椅子
麻痺側(左)下肢の支持性がまったくなく,全介助で移乗.

表3-18 移乗動作の課題分析表

1. つかまり立ちあがる
2. 立位保持
3. 非麻痺側のかかとを持ち上げる(背伸び)
4. 非麻痺側の足部の向きを変える(ピボットターン)
5. 座る

表3-19 段階的難易度設定を用いた移乗動作練習

段階①	平行棒につかまって立ち上がり,立位保持		
段階②	平行棒につかまって背伸び		動画3-54
段階③	平行棒につかまった立位での方向転換(ピボットターン)	図3-60	動画3-55
段階④	平行棒につかまって車椅子-肘掛けつきの椅子間を60°に設定して移乗(床に足型の目印)	図3-61	動画3-56
段階⑤	平行棒につかまって車椅子-肘掛けつきの椅子間を90°に設定して移乗(床に足型の目印)	図3-62	動画3-57
段階⑥	平行棒につかまって車椅子-肘掛けつきの椅子間を120°に設定して移乗(床に足型の目印)	図3-63	動画3-58
段階⑦	平行棒につかまって車椅子-肘掛けつきの椅子間を120°に設定して移乗(床に線の目印)	図3-64	動画3-59
段階⑧	平行棒につかまって車椅子-肘掛けつきの椅子間を120°に設定して移乗(床に目印なし)	図3-65	動画3-60
段階⑨	ベッド柵につかまってベッド-車椅子間の移乗,縦手すりにつかまって車椅子-トイレ間の移乗	図3-66 図3-67	動画3-61 動画3-62

り，立位保持，非麻痺側（左）のかかとを持ち上げる動作ですが，初日の練習中に成功しました．
そのため，介入初日は段階③まで実施しました．そして，段階①に介助が必要な場合を1点，段階⑨が見守りで可能を36点とした1〜36点の点数づけを行いました（**表3-20**）．練習の経過を記録し対象者にフィードバックするとともに，練習前には前回の点数を提示しました．点数の改善に対しては笑顔での称賛をしました．段階③以降は，2日連続で口頭指示あるいは見守りで可能であった場合に，次の段階に引き上げました．」

若手 「平行棒での立ち上がりや背伸びは，動作を分割した結果，難易度が下がってできるようになったのでしょうか？」

達人 「そうだと思います．
介入初日には，段階③の左右へのピボットターンが口頭指示で可能になりました（**図3-60**，**動画3-55**）．
段階④〜⑥では，床にカラーテープで足型の目印（**図3-61D**）をつけてピボットの手がかりとしています．段階④〜⑥の練習場面を**図3-61〜63**，**動画3-56〜58**に示しています．
段階⑦ではカラーテープで線の目印（**図3-64**，**動画3-59**），段階⑧ではカラーテープなし（**図3-65**，**動画3-60**）とフェイディングしていきました．
段階④以降の練習前には，平行棒につかまっての非麻痺側（右）下肢での背伸びとピボットターンの練習を10回行っています．動作練習は2回行い，2回目を得点化しました．」

若手 「テープという手がかり刺激と，60°，90°，120°と回転角度を変化させることで段階的な難易度調整を行ったのですね．
ピボットターンを行っている際に，麻痺側（左）下肢への荷重がほとんど行われていないようです．これは支持性が得られなかったということですか？」

達人 「そうです．下肢Br. StageはⅡのままで，筋緊張も低い状態でした．」

非麻痺側での立位機能が高められれば移乗は可能ということですね！勉強になります．

表3-20 移乗動作練習における結果の点数づけ

プロンプト	介入段階								
	①	②	③	④	⑤	⑥	⑦	⑧	⑨
介助	1	5	9	13	17	21	25	29	33
軽介助	2	6	10	14	18	22	26	30	34
口頭指示	3	7	11	15	19	23	27	31	35
見守り	4	8	12	16	20	24	28	32	36

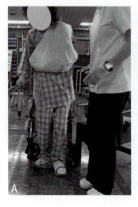
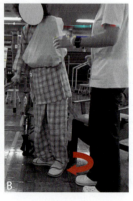

図3-60 移乗介入段階③

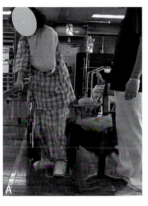 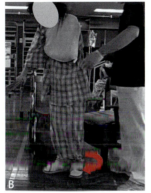 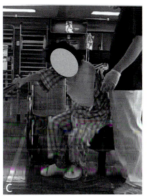 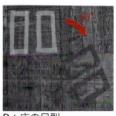

D：床の足型

図3-61　移乗介入段階④

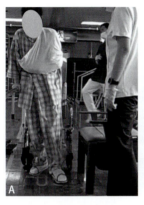 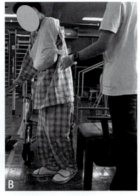 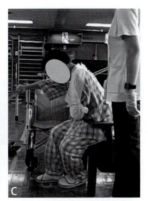

図3-62　移乗介入段階⑤

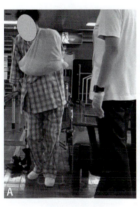 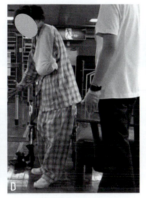 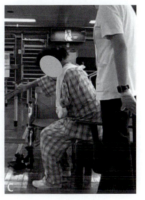

図3-63　移乗介入段階⑥

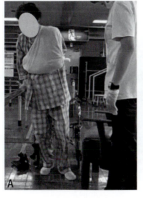 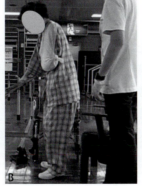 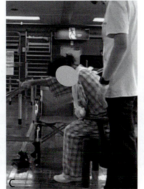 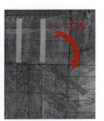

D：床の線

図3-64　移乗介入段階⑦

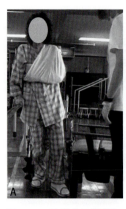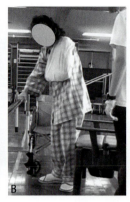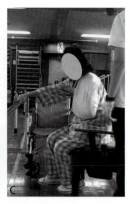

図3-65 移乗介入段階⑧

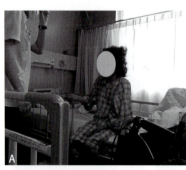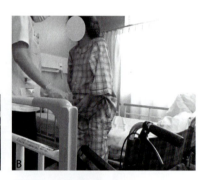
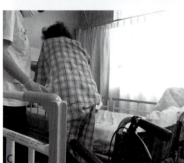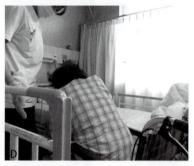

図3-66 移乗介入段階⑨

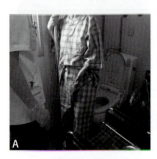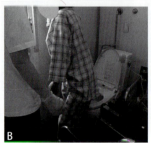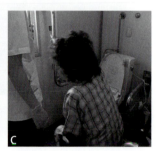

図3-67 移乗介入段階⑨

若手　「ところで，各段階の通過にはどの程度の日数を要したのですか？」
達人　「麻痺側（左）への回転の各段階が2日連続で口頭指示，あるいは見守りで可能となるのに要した日数は，段階④が6日，段階⑤が3日，段階⑥が2日，段階⑦〜⑨が2日でした（**図3-66**，**動画3-61**，および**図3-67**，**動画3-62**）．

　この時点では口頭指示が必要でしたが，6日後の54病日には病棟ベッドやトイレでの移乗が見守り（監視）で可能となりました．

　得点の推移は**図3-68**に示すとおりです．」
若手　「非麻痺側への回転の移乗は，どうしたのですか？」

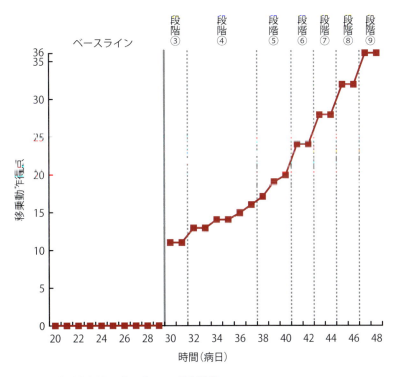

図3-68 移乗動作練習プログラムの得点推移
介入初日に段階③まで引き上げた．段階④，⑤では次の段階に移行する前の2日間で点数が異なるが，これは1日目が口頭指示，2日目が見守りであったためである．

達人「段階④の時点で120°の角度の移乗が成功したため，それ以降は練習していません．」

若手「すごい改善ですね．麻痺側への回転ができると，実用的な移乗動作が獲得できますよね．介入後のADLはどうだったのですか？」

達人「段階⑨をクリアした時点で，立位や移乗を伴うADL動作が改善し，FIMは介入前の51点から63点（運動FIM 42点，認知FIM 21点）になりました．」

若手「最終的に機能障害の変化はなかったのでしょうか？」

達人「移乗ができるようになった時点でのBr. stageは上肢Ⅱ，下肢Ⅲでした．トイレの移乗動作が自立した時点でも，麻痺側で体重を支持することは不可能でした．contraversive pushing 臨床評価スケールは0点に改善していました．線分二等分試験は20 cmの中央から非麻痺側に7 cmのずれがあり，半側空間失認には変化がありませんでした．」

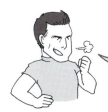

若手「重度の機能障害が残存しているにもかかわらず，移乗動作を学習させてしまったわけですね．重度の片麻痺者では移乗動作を短期間の間に獲得できないのは仕方がないと思っていました．反省です．」

私も以前は，重度の片麻痺の場合は基本的動作に介助が必要であっても仕方がないと考えていました．しかし今は，無誤学習が適応できれば実用的な移乗動作の獲得ができると信じています．

まとめ
片麻痺の移乗動作の中でも難易度が高いピボットターンに対して介入した．ターンする角度を徐々に増加，ガイドテープをフェイディングすることで難易度を段階的に上げ，麻痺側へのピボットターンを学習させた．これによって，麻痺側下肢の支持性がまったく得られていないにもかかわらず，車椅子-ベッド間の移乗動作を自立させた．

7 車椅子駆動練習

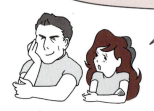

麻痺が重度で座位が安定しない症例では，車椅子駆動の学習も容易ではありません．とくに，半側空間失認や注意障害が合併した症例ではなおさらです．そのような場合にはどのような対処法がありますか？

いつも基本は同じです．片麻痺者の車椅子駆動に必要な行動要素を課題分析で明らかにしましょう．

若手 「片麻痺者が行う車椅子駆動は，非麻痺側下肢と非麻痺側上肢によって行われます．下肢による駆動は，足部を床面に接触させた状態での膝屈曲運動によって行われます．そして，足部が床上を滑らないように，ある程度荷重することが必要です．これには安定した座位姿勢が必要となります．」

達人 「すばらしい分析です．
　それらを同時に行うと，課題の難易度が高くなります．
　難易度を下げるにはどうすればよいでしょう．」

若手 「座位バランスの保持，下肢による駆動，上肢による駆動を分けて行えばよいのではないでしょうか？」

達人 「またまた，すばらしい．
　重度片麻痺者に対する介入を説明しましょう（**表3-21**）．」

達人 「介入は発症から19病日に行われています．この時点では座位保持もできていません（**図3-70**，**動画3-63**）．
　非麻痺側（右）足に荷重しようとすると体幹が前方へ倒れてしまっています（**図3-70**）．非麻痺側（右）手もハンドリム操作が行えていません．10mの移動に4分32秒を要しました．さあ，どうしましょう？」

動画3-63

若手 「体幹を何かによって固定し，まず下肢による駆動方法だけを学習させるのはどうでしょう？」

達人 「すごい．私の行った介入と同じです．
　体幹を訓練用ゴムバンドで固定，および骨盤帯をベルトで固定しました（**図3-71**）．また，駆動時の非麻痺側（右）下肢の屈曲に言語指示および身体的ガイドを用いました．身体的ガイドは足底への荷重を促しています（**図3-72**，**動画3-64**）．」

動画3-64

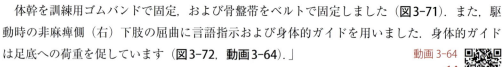

若手 「見違えるほどよくなりましたね．
　次はフェイディングですか？」

表3-21　対象者のプロフィール

- 70歳代後半，女性
- 診断名：右前頭葉・視床・左右脳室内出血，片麻痺（図3-69）
- 発症翌日からリハビリテーション開始．
  発症14病日の評価：Br. Stageでは上肢Ⅰ，下肢Ⅱで，体幹の筋力は徒手筋力検査で2．HDS-Rは19点，TMT-Aは遂行困難．注意障害，半側空間失認を認める
- 寝返り，起き上がり，端座位，立ち上がり，立位，歩行，移乗の基本動作は全介助．ADLは食事が軽介助以外は全介助

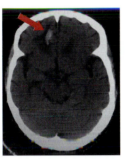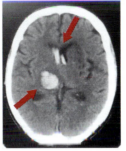

図 3-69 対象者のCT所見
右前頭葉，視床，および左右脳室内に出血を認める．
なお，右前頭葉の低吸収域（出血部の周囲）に陳旧性脳出血を認める．
［平方雄先生の厚意による］

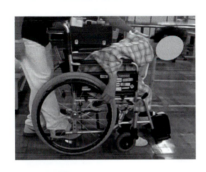

図 3-70 介入前の車椅子駆動
体幹が前方へ倒れ，非麻痺側（右）手でのハンドリム操作が行えていない．

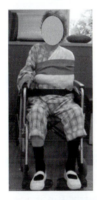

図 3-71 体幹および骨盤帯の固定
体幹はゴムバンドで固定．骨盤は骨盤帯ベルトで固定．

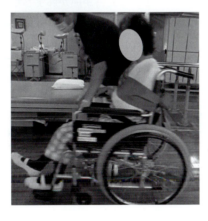

図 3-72 非麻痺側（右）下肢による車椅子駆動練習
身体的ガイドは足底への荷重を促す．

| 達人 |「そのとおり．上手になってきたら，ゴムバンド，骨盤帯ベルト，身体的ガイドや口頭指示を徐々に取り除いていきました．プロンプト・フェイディングの技法です．
　ゴムバンド，骨盤帯ベルト，身体的ガイドをフェイディングした状態での車椅子駆動の動画をみてください（図3-73，動画3-65）．」

| 若手 |「すごいですね．体幹が安定しています．どのくらいの期間を要したのですか？」

| 達人 |「最初の動画から30分後くらいです．
　10 mの移動が1分16秒で可能になりました．練習前の3分の1未満の所要時間です．」

| 若手 |「まあ！　難易度を下げて成功させることで，こんなに学習が進むのですね．」

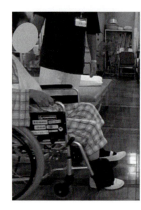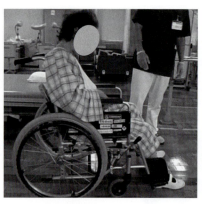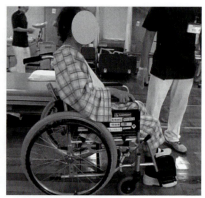

図3-73　非麻痺側（右）下肢による車椅子駆動練習
体幹・骨盤の固定を除去．

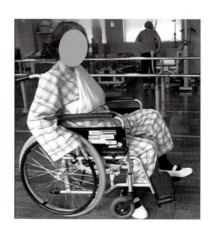

図3-74　非麻痺側（右）上肢・下肢を使用した車椅子駆動練習

達人　「この結果を対象者にフィードバックしたところ，大変喜ばれました．これまでは疲労の訴えが強く聞かれましたが，車椅子駆動練習では一度も訴えはありませんでした．『何か1つでも自分でできるようになって嬉しい』とポジティブな発言が聞かれました．
　常に介助を要していたブレーキ操作やフットレストの上げ下げは，この日からできるようになりました．」

若手　「何か1つを成功させることによって，そのほかの動作の学習も促進されるのですね．
　この後は，どのように練習したのでしょう？」

達人　「口頭指示が必要なくなってからは，非麻痺側（右）手によるハンドリムの操作を追加しました．実用的な速度で直進ができるようになった後には，方向転換を課題に組み込みました．
　2日後の動画をみてください（図3-74，動画3-66および3-67）．」

動画 3-66

動画 3-67

若手　「監視下であれば，障害物を避け，方向転換しながら室内を車椅子で移動できていますね．」

達人　「そうなんです．それとこの日からは，起立，歩行練習を行ってくれるようになりました．
　車椅子駆動は非麻痺側で実施できるという点で，障害が重度な時期から成功させられます．早期からリハビリテーションに成功を随伴させるうえで，車椅子操作は適切な課題かもしれません．」

若手　「なるほど，たった3日の介入ですよね．ということは，機能障害の回復はなかったのですね．」

達人　「そうです．運動麻痺や高次脳機能に変化はありませんでした．」

若手　「より重症な対象者の場合，最初に電動車椅子の操作を導入して成功させるという介入も考えられますね．」

達人　「すごい発想です．もうすぐ達人の域ですよ！」

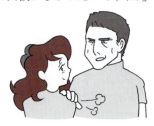

まとめ

　安定した座位姿勢をとれない重症片麻痺者に対して，最初は体幹・骨盤を固定し，下肢による駆動を身体的ガイドによって成功させた．その後，体幹・骨盤の固定を除去，上肢による駆動を追加することで，誤りなく車椅子駆動を学習させた．

B 認知症患者の日常生活動作練習

1 起き上がり練習

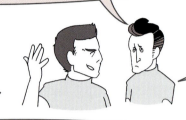

先輩，重度の認知症の患者さんですが，なかなか指示が入らなくて，起き上がってくれません．

若手K（若手）
経験4年目のPT

指示が入らないとは，具体的にどんな状況なのでしょう？くわしく説明してもらえますか？

若手「背臥位から側臥位になり，そこからベッド柵をつかんで起き上がる動作パターンを練習しています．何度練習しても，口頭指示が必要です．ところどころ介助が必要なこともあります．ただ，病棟情報によると1人で起き上がっていることがあるようです．

これが現在の患者さんの評価結果です（**表3-22**）．」

達人「1人で起き上がっていることがあるということは，起き上がりのために必要な身体機能を有しているわけですね．動作障害の原因は何でしょうか？」

表3-22 対象者のプロフィール

- 90歳代，女性
- 診断名：心原性脳梗塞（右前大脳動脈領域）
- Br. Stage：左上肢Ⅵ，手指Ⅵ，下肢Ⅴ
- ROM：下表の部位以外は正常

右		左
140°	肩関節外転	115°
−20°	肘関節伸展	−15°
115°	股関節屈曲	110°
−30°	膝関節伸展	−25°

- MMT：体幹屈曲2以外は正常
- 感覚：上下肢ともに明確な左右差は認められていない
- MMSE*：8点［加算項目：言葉の記銘（3点），物品呼称（2点），口頭による命令課題（2点），書字理解（1点）］
- 起居動作は，背臥位〜側臥位と側臥位〜肘立て位は可能，肘立て位〜手支持は見守りまたは要介助レベル，ベッド上端座位は見守りレベル，立ち上がりは平行棒内両手把持で見守りレベル，立位は平行棒内両手把持で約10秒見守りレベル
- FIM：33/126点
- 日中臥床傾向．自室では，トイレの訴えで動き出すことがあるため，センサー管理となっている

*MMSE：ミニメンタルステート検査 Mini Mental State Examination（**表3-23**）の略．認知症の診断のために米国で1975年に開発されたスケール．30点満点の11の質問からなり，見当識，記憶力，計算力，言語的能力，図形的能力などをカバーする．24点未満がcut off値とされている．

表3-23 ミニメンタルステート検査

	質問	得点 (30点満点)
1	「今年は何年ですか」 「今の季節は何ですか」 「今日は何曜日ですか」 「今月は何月ですか」 「今日は何日ですか」	各1点 0〜5点
2	「この病院の名前は何ですか」 「ここは何県ですか」 「ここは何市ですか」 「ここは何階ですか」 「ここは何地方ですか」	各1点 0〜5点
3	物品3個（相互に無関係な物品名を3個聞かせ，それを復唱させる．正答1個ごとに1点．すべて言えなければ6回まで繰り返す）	0〜3点
4	100から順に7を引く（5回まで）	0〜5点
5	設問3で提示した物品名を再度復唱させる	0〜3点
6	（時計を見せながら）「これは何ですか」 （鉛筆を見せながら）「これは何ですか」	各1点 0〜2点
7	次の文章を繰り返す「みんなで，力を合わせて綱を引きます」	1点
8	3段階の命令 「右手にこの紙を持ってください」 「それを半分に折りたたんで下さい」 「それを私に渡してください」	0〜3点
9	次の文章を読んで，その指示に従って下さい 「右手をあげなさい」	1点
10	「何か文章を書いて下さい」	1点
11	次の図形を書いて下さい	1点

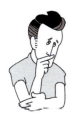

若手　「知識，技術，動機づけ，身体機能の問題の中で言うと…
　　　身体機能や技術の問題であれば，起き上がることはできません．
　　　そうか，ということは，起き上がりができない原因は知識の問題か動機づけの問題ということになります．
　　　MMSEが8点なので，認知症という身体機能の問題もありそうです．」

達人　「認知機能の低下が重度なほど，知識の問題が生じやすいということは間違いないでしょう．しかし，MMSEが何点だと記憶できないのかは誰にもわかりません．
　　　まずは，どのような動作練習をしているのか，練習場面をみせてください．」

若手　「これが，起き上がり練習場面です（図3-75，動画3-68）．」　　　動画 3-68

達人　「いくつか口頭指示を出していましたが，指示を出すタイミングや内容があいまいなようです．」

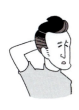

若手　「背臥位から側臥位，ベッドから足を下ろす，肘立て位に起き上がる，端座位まで起き上がるという動作を誘導したつもりなのですが…」

達人　「たとえば，足をベッドから下ろす指示で『こっちに足を下ろして』と言った場合，どのくらいまで足をベッドから下ろせばよいのか，患者さんに伝わっていたでしょうか？」

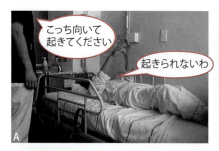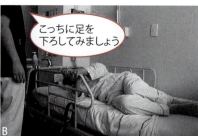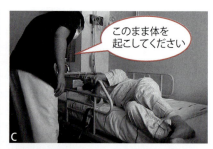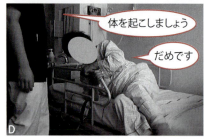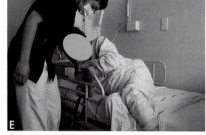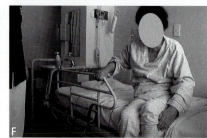

介助している様子　　　座位の完成

図3-75　起き上がり動作介入前

表3-24　起き上がり動作練習場面の分析

プロンプト	行動	結果
「こっち向いて起きてください」	「起きられないわ」 右ベッド柵に両手でつかまって右半側臥位になる	（言葉かけなし）
「こっちに足を下ろして，ベッドから，起きてみましょう」 ＋手で誘導？	「はい」 右足をベッドから下ろす	「うん」
「はい，このまま体を起こしてください」	「ちょっとずらして」 さらに両足をベッドから下ろす	（言葉かけなし）
「体を起こしましょう」	右側臥位のまま起き上がって右肘立て位になる	（言葉かけなし）
「がんばれそうですか？」	「だめです」	「だめです？」
介助する	端座位になる 「バンザイ！」	「バンザイ，はい，ありがとうございます」

若手　「わかりません．ただ，ある程度足を下ろせたのでよいと思っていました．」

達人　「それでは，起き上がり練習場面で，患者さんの各動作が生じた前後にどのように指示を出していたか分析してみましょう．
　　　　こちらが，患者さんの動作とその前後に，どのような言葉かけを行っていたかを分析したものです．一緒に確認してみましょう（**表3-24**）．」

達人　「たとえば，最初に『こっち向いて起きてください』と指示したときに，患者さんは『起きられないわ』と返答しています．」

若手　「そうでした！」

達人　「つまり，患者さんは何をどのように行動すればよいのか，理解できていません．
　　　　言語指示の内容が適切でなかった可能性があります．」

若手　「具体的にどういうことでしょう？」

達人　「『こっち向いて起きてください』の中には，寝返り，起き上がりの動作が含まれます．起き上がり動作1つとっても，側臥位にてベッド柵につかまる，肘立て位まで起き上がる，手支持まで起き上がる，端座位になるなどの行動要素に分かれます．」

若手「私の指示は，たくさんのことを同時に要求していたということですか？」
達人「そのとおりです．」

> 大事なことは，患者さんへ動作指示を出す場合，その指示が患者さんの動作を生じさせる具体的な表現になっていることです．
> そして，患者さんがその動作ができたと認識できるようフィードバックする必要があります．

若手「今まで，口頭指示の後に動作が生じていなくても，認知症があるから仕方ないと思っていました．」
達人「そう考えてしまいがちですよね．でも，指示の出し方によっては患者さんが行動してくれるかもしれませんよ．
　　では，一緒に起き上がりを課題分析してみましょう．」
若手「たとえば，『右側臥位になる』などでしょうか？」
達人「そうです．先ほどの動画では，完全に側臥位にならないうちに起き上がろうとして，重心が後方に位置していました．完全な側臥位になれるように，最初に膝を立てる動作を組み込んだほうがよいと思います．」
若手「そうすると，このようになると思います（表3-25）．」
達人「そうですね．次に，その動作を生じさせるためのプロンプトの内容を書き出してください．ただし，ここでも患者さんが実際に行動できる具体的表現にします．
　　たとえば，『右側臥位になる』であれば，『右の手すりをつかんでください』や，（タッピングしながら）『ここをつかんでください』などです．」
若手「むずかしいですね．」
達人「もちろん想定しただけではうまくいきません．望ましい動作が生じるように，何度か言葉や表現を変えながらトライしていきます．私のほうで明確なプロンプトを設定してみました（表3-26）．」
若手「なるほど！」
達人「次に，フィードバックする内容を考えていきます．ここには，たとえば『いいですよ！』といった注目・称賛や，軽く患者さんの体に接触するなどの強化刺激を入れます．こんな感じになります（表3-27）．」
若手「こんなに毎回注目するんですか！」
達人「そうです．しかし，想定どおり進まない場合にはそのつど修正します．」
若手「わかりました．この表にそって練習してみます．
　　起き上がり動作練習場面をみてもらえますか（図3-76，動画3-69）？」

動画 3-69

表3-25　起き上がり動作の課題分析

行動要素
1. 両膝を立てる
2. 右ベッド柵に両手でつかまって右側臥位になる
3. 両足をベッドから下ろす
4. 右肘立て位になる
5. 端座位になる

表3-26　行動を生じさせるためのプロンプト

プロンプト	行動要素
1.「両膝を立ててください」＋両膝をタッピング	1. 両膝を立てる
2.「両手で手すりにつかまりましょう」	2. 右ベッド柵に両手でつかまって右側臥位になる
3.「両足をベッドの外に下ろしましょう」＋両膝をタッピング	3. 両足をベッドから下ろす
4.「起き上がりましょう」	4. 右肘立て位になる
5.「まっすぐ起き上がりましょう」＋身体的ガイド	5. 端座位になる

表3-27　行動を強化するためのフィードバック

プロンプト	行動要素	フィードバック
1.「両膝を立ててください」＋両膝をタッピング	1. 両膝を立てる	1. 称賛：「そうです，いいですよ」
2.「両手で手すりにつかまりましょう」	2. 右ベッド柵に両手でつかまって右側臥位になる	2. 称賛：「そうです，いいですよ」
3.「両足をベッドの外に下ろしましょう」＋両膝をタッピング	3. 両足をベッドから下ろす	3. 称賛：「そうです，いいですよ」
4.「起き上がりましょう」	4. 右肘立て位になる	4. 称賛：「そうです，いいですよ」
5.「まっすぐ起き上がりましょう」＋身体的ガイド	5. 端座位になる	5. 称賛：「そうです，いいですよ」＋身体接触

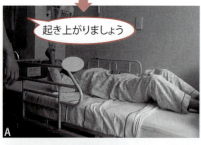
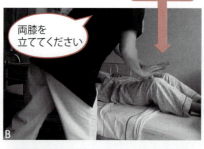
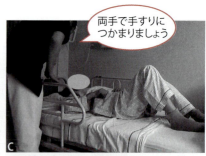
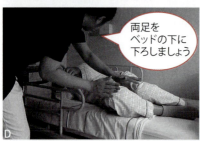
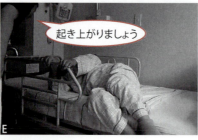
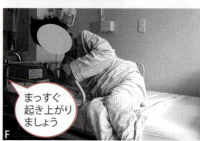
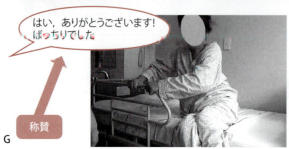

G　起き上がり完了

図3-76　起き上がり動作介入後

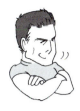

達人 「別人のような動きですね．プロンプトによって確実に動作が生じています．それぞれの動作に対して，称賛などが確実に与えられています．」

若手 「認知症の方ができなかったのではなく，私の指導が未熟だったのですね．」

達人 「認知症の方への介入は誰にとってもむずかしいものです．
これからどんどんよくなりますよ．」

> **まとめ**
> 口頭指示を行っても起き上がりができない認知症患者に対して介入した．起き上がり動作を課題分析し，それぞれの行動要素の成功に必要なプロンプトを考案した．さらに，行動要素が成功した場合には注目・称賛を付与した．これらによって短期間のうちに起き上がり動作が可能となった．

2 車椅子からトイレへの移乗練習

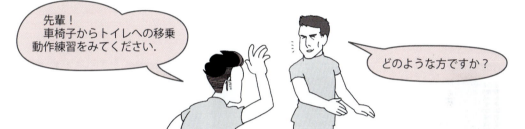

若手 「対象者の状況はこんな感じです（表3-28）．」

達人 「どのような介入をしているのか楽しみです．」

若手 「最初は，ブレーキレバーに目印となる赤いテープを貼りつけ，口頭指示に加え，指差しをあわせて行いました．
そうするときちんと握ってくれましたので，フィードバックとして称賛しました（表3-29，図3-77，動画3-70）．」

動画3-70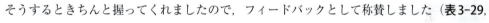

達人 「理想的な介入ですね．」

若手 「ありがとうございます．
先ほどはブレーキレバーを握る動作と引く動作を別々に指示する必要がありましたが，そのうちにブレーキレバーを握ると引く動作も連続して生じるようになってきました．そこで，徐々に指差しをフェイディングしました．すると，口頭指示のみでブレーキレバーを握る動作と引く動作が可能となりました（表3-30，図3-78，動画3-71）．
みていただけますか？」

動画3-71

表3-28 対象者のプロフィール

- 90歳代，女性
- 診断名：多発性脳梗塞
- 左右に麻痺はない．ROM，MMTは一部低下がみられるが移乗動作への支障はないレベル．上下肢ともに著明な感覚障害はみられない
- MMSE：8点．記銘力の低下が顕著（会話内容，自分や親族の名前，人数など）
- FIM：38/126点
- 会話によるコミュニケーションは可能．病室では，時折トイレの訴えで動き出すことがあるため，センサー管理されている

表3-29　車椅子−トイレ間の移乗動作練習①

プロンプト	行動要素	フィードバック
1.「右の赤い棒を握りましょう」＋指差し	右のブレーキを握る	「そうそういいですよ，バッチリですよ！」＋身体接触
2.「引きましょう」	右のブレーキを引く	「そうそういいですよ，バッチリですよ！」＋身体接触
3.「左の黒い棒を握りましょう」＋指差し	左のブレーキを握る	「そうそういいですよ，バッチリですよ！」＋身体接触
4.「引きましょう」	左のブレーキを引く	「そうそういいですよ，バッチリですよ！」＋身体接触
5.「トイレに移りましょう」	フットレストを上げる 手すりにつかまる 立ち上がる 転回する	「いいですよ，そのまま．そうそう，上手上手」
6.「おしり向けて，座りますよ」	便座へ座る	「おつかれさまです」＋身体接触

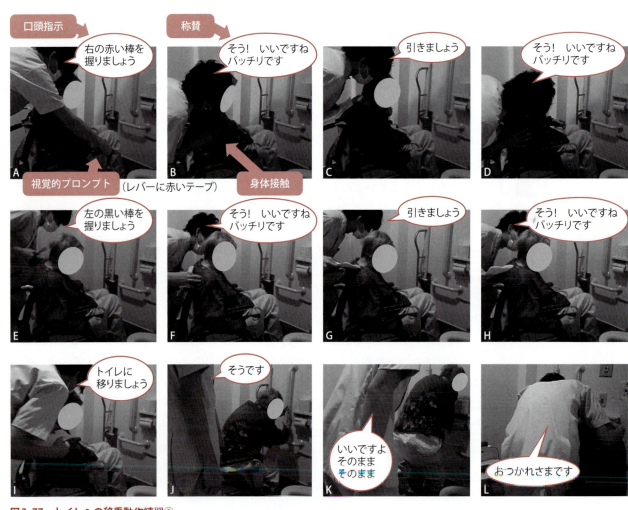

図3-77　トイレへの移乗動作練習①

表3-30 車椅子-トイレ間の移乗動作練習②

プロンプト	行動要素	フィードバック
1.「右の赤い棒を引きましょう」	右のブレーキを握る 右のブレーキを引く	「そうそういいですよ，バッチリですよ！」 ＋身体接触
2.「左の黒い棒を引きましょう」	左のブレーキを握る 左のブレーキを引く	「そうそういいですよ，バッチリですよ！」 ＋身体接触
3.「トイレに移りましょう」	フットレストを上げる 手すりにつかまる 立ち上がる 転回する 便座へ座る	「はい，バッチリですよ！」＋身体接触

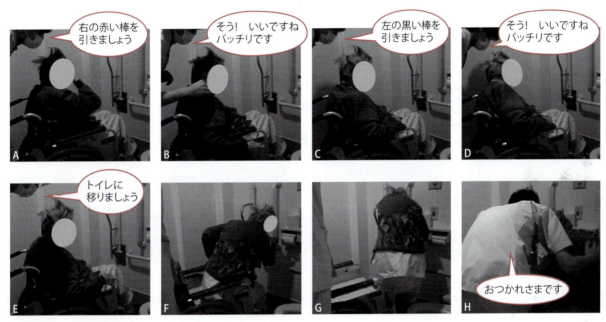

図3-78 トイレへの移乗動作練習②

達人「すばらしいですね！『右の赤い棒を引きましょう』という口頭指示だけで，ブレーキ操作ができるようになりましたね．プロンプト・フェイディングがうまくいっていますね．」

若手「これからはどうすればよいでしょう？ ブレーキレバーを握るところから引くところまでは自然と連続していったのですが，右ブレーキから左ブレーキへは動作が連続しません．」

達人「それでは，連鎖化の技法を用いてみましょう．」

若手「具体的にはどうすればよいでしょう？」

達人「左右のブレーキ操作，フットレスト操作，立ち上がり動作のおのおのが口頭指示で獲得されているので（図3-79），それらを1つずつ連鎖化していきましょう．まずは，右のブレーキ操作の直後に左のブレーキ操作を口頭指示します．つまり，右ブレーキ操作後の称賛をやめます（図3-80）．」

若手「わかりました．それではこの手順で練習していきます．
一緒にみていただけますか（表3-31，図3-81，動画3-72）？」

達人「いいですね．
それが安定してできるようになったら，左のブレーキ操作の口頭指示をフェイディングしていきます（図3-82）．」

動画3-72

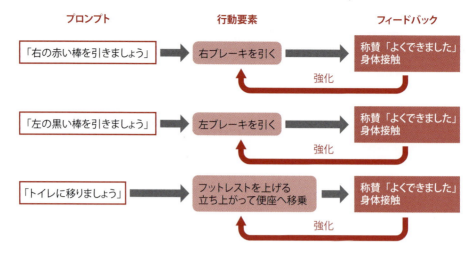

図3-79 連鎖化前の介入

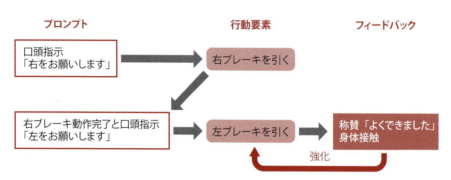

図3-80 連鎖化の技法

表3-31 車椅子−トイレ間の移乗動作練習③

プロンプト	行動要素	フィードバック
1.「右の赤をお願いします」	右のブレーキを握る 右のブレーキを引く	「左をお願いします」
2.「左をお願いします」	左のブレーキを握る 左のブレーキを引く	「そうそういいですよ，バッチリですよ！」 ＋身体接触
3.「トイレに移りましょう」	フットレストを上げる 手すりにつかまる 立ち上がる 転回する 便座へ座る	「はい，ありがとうございました！」＋身体接触

若手 「『左をお願いします』から『左』という感じでしょうか？」
達人 「それでいいです．」

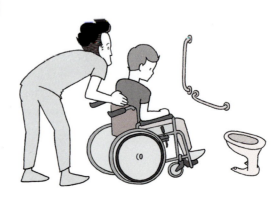

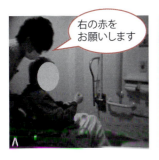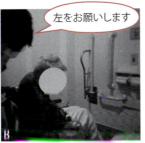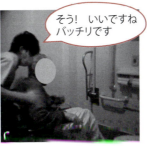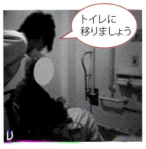
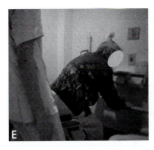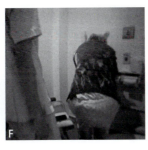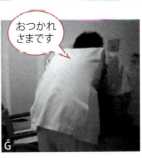

図3-81　トイレへの移乗動作練習③

図3-82　プロンプト・フェイディングの技法

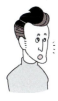 若手　「先輩！『右の赤お願いします』の口頭指示のみで，右ブレーキ操作と左ブレーキ操作がつながりました．
　　　　次に，フットレスト操作を連鎖化するために，同じように左ブレーキ操作の終了直後に『トイレに移りましょう』と口頭指示しました．
　　　　そうしたら，何と左ブレーキ操作とフットレスト操作もつなぐことができました．」

達人　「それはすごい．どんな指示で移乗ができるようになったのですか？」

若手　「『引いてトイレお願いします』という口頭指示のみで，できるようになりました（表3-32，図3-83，動画3-73）．」

動画3-73

達人　「よくがんばりました！
　　　これからはどう進めていくつもりですか？」

若手　「今回の介入は，病棟で移乗動作を確立することが目的です．そうすると，特定のセラピストだけでなく，介護士さんにおいても，同じ指示内容で移乗動作ができる必要があります．」

達人　「そのとおりです．
　　　それでは，病棟でのプログラムを考えましょう．」

若手　「まずどこから手をつけていったらいいでしょうか？」

表3-32 車椅子−トイレ間の移乗動作練習④

プロンプト	行動要素	フィードバック
1.「引いて，トイレお願いします」	右のブレーキを握る 右のブレーキを引く 左のブレーキを握る 左のブレーキを引く フットレストを上げる 手すりにつかまる 立ち上がる 転回する 便座へ座る	「いいです，バッチリですよ！」＋身体接触

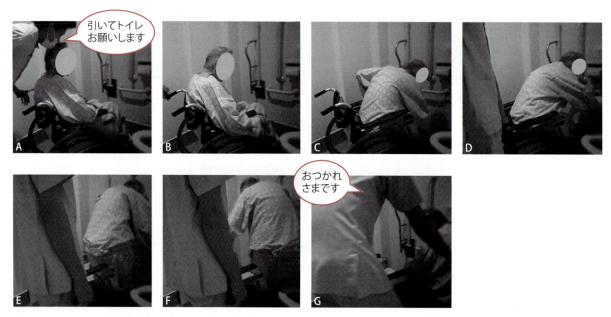

図3-83 トイレへの移乗動作練習④

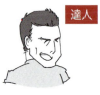 達人 「病棟で成功させるためには，2つポイントがあります．
　1つ目は声かけをする人，2つ目はトイレの場所です．声かけをする人とは，現在は担当セラピストでしか移乗動作が確立していませんので，ほかの人でも同じようできること．トイレの場所は，現在はリハ室のトイレですが，患者さんの病棟のトイレでも同じようにできること．これらを組み合わせて，徐々に慣れていってもらいます．」
若手 「わかりました．まずほかのセラピストでリハ室のトイレでできるように練習してみます．そして，次に病棟のトイレでアプローチしてみます．」

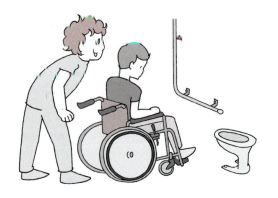

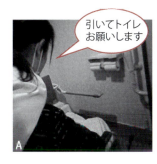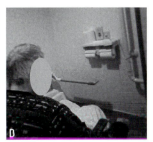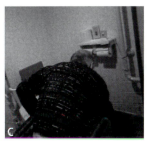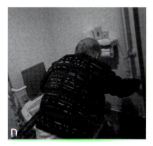
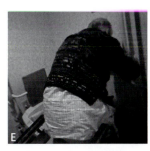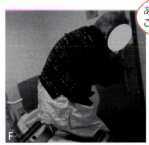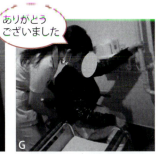

図3-84　トイレへの移乗動作練習⑤

達人　「その後どうなりましたか？」

若手　「みてください．病棟トイレでほかのセラピストの声かけによって移乗動作ができるようになりました（図3-84，動画3-74）．」

達人　「すばらしい．その調子でどんどん応用していってください．」

> **まとめ**
> トイレへの移乗の際のブレーキ操作，フットレストの片づけ，移乗の流れを口頭指示とフェイディングの技法を用いて学習させた．それぞれの行動要素の実施に必要であった口頭指示を，行動連鎖化することで徐々に減じていった．最終的には最初の口頭指示のみで移乗が可能となった．

3　車椅子駆動練習

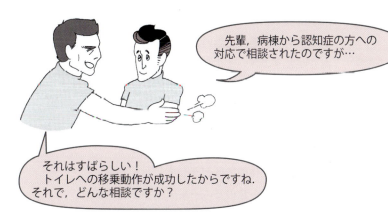

若手　「現在，病室から食堂まで車椅子全介助で移動しているのですが，自立させてほしいということです．MMSEが14点の認知症の方です（表3-33）．」

達人　「みせてもらえますか？」

若手　「このような状況です（図3-85，動画3-75）．」

達人　「車椅子を駆動する能力は有しているものの，少し進んだだけで左に曲がってしまって，病室から食堂までの直進駆動ができないのですね．直進できない原因はどこにあるのでしょう？」

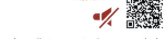

表3-33 対象者のプロフィール

- 90歳代，女性
- 診断名：右大腿骨頸部骨折（人工骨頭置換術後）
- 左右に麻痺はない．屋内の車椅子駆動に支障が出る関節可動域制限，筋力低下は認めない．握力は右10.0 kg，左6.5 kg．感覚は左右ともに異常なし
- MMSE：14点［加算項目：場所に関する見当識（2点），言葉の記銘（3点），物品呼称（2点），復唱（1点），口頭による命令課題（3点），書字理解（1点），自発書字（1点），図形描写（1点）］．
- 起居動作は自立．歩行は自室内は片手に支持するものがあれば数メートル見守りで可能．リハ室では平行棒内片手支持で1往復見守りで可能
- FIM：83/126点
- トイレへ勝手に歩いていってしまうため，病室内ではセンサー管理している．

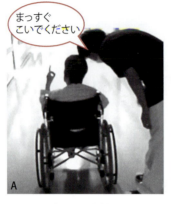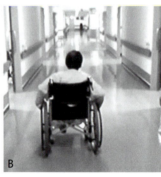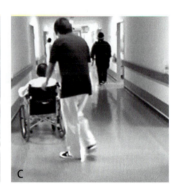

図3-85 介入前の車椅子駆動

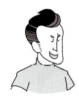

若手　「麻痺や可動域制限はありません．上肢筋力は握力でみると，右のほうが強くなっています．これが関与している可能性はあります（**表3-33**）．
　　　ただし，セラピストが修正すると少しは直進できるので，調節することはできるのではないかと思います．」

達人　「そうすると，身体機能の問題というよりも，ほかの問題を考えているわけですね？」

若手　「曲がった際に自分でもとに戻そうする場面もあるので，車椅子の操作方法はある程度理解できていると思います．つまり，まっすぐに駆動する技術がないのだと思います．」

達人　「鋭い視点ですね！
　　　私も技術の問題だと思います．」

若手　「ありがとうございます．
　　　病室から食堂までまっすぐに車椅子を駆動する技術を獲得させたいと思います．」

達人　「どのようにしますか？」

若手　「病棟では，『まっすぐにこいで』と口頭指示しても無理だったので，視覚的プロンプトを使って誘導してみたいと思います．」

達人　「なるほど，具体的にはどうしましょう？」

若手　「まず，みやすい色のビニールテープを用います．
　　　病室から食堂までの距離と同等の長さのテープを床に貼りつけ，それをガイドとして直進する練習をしていきます．直進できるようになったら，徐々にガイドテープを減らしていくフェイディングを行います．」

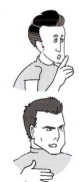

達人　「いけそうですね．でも，もう少し慎重にいきましょう．段階的な難易度設定を行いましょう．」

若手　「わかりました．」

達人　「たとえば，一気に食堂までの距離をゴールにしてしまうと，少し進んで曲がってしまい，そこで修正されてまた進むということを繰り返すことになります．そうすると，途中で失敗を繰

り返すだけで，成功体験が得られません．
　ゴール設定を直進可能な距離からスタートして，達成したら称賛して，徐々にその距離を延ばしていく方法をとりましょう．」

若手　「なるほど，そうすれば失敗を回避できますね．
　最初の目標設定はどのようにしたらいいですか？」

達人　「まずは，ガイドテープの上を車椅子駆動してもらい，直進できた距離の少し先を最初の目標としましょう．」

若手　「少しというのはどのくらいですか？」

達人　「達成可能な課題の2～3割増しとしましょう．失敗が続くようなら，小さなステップを踏むことにします．」

若手　「わかりました．やってみます．」

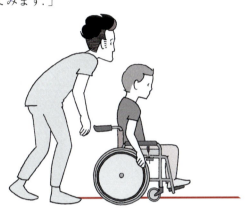

達人　「練習はどうでしたか？」
若手　「それが…，段階的に行っていたのですが，たった1日で目標距離の15mをまっすぐ駆動できるようになりました．
　これがその動画です（図3-86，動画3-76）．」

動画3-76

達人　「すごいですね．」
若手　「病棟では，当初2m程度しか直進駆動できませんでした．リハビリ室に15mの赤色のガイドテープを貼りつけ，練習を開始しました．
　最初は，ゴール設定をせずにガイドテープにそって何メートル直進できるか確認しました．」

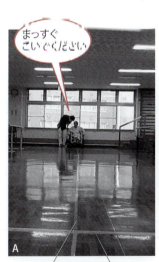
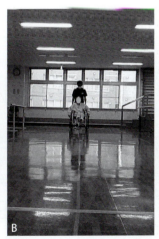
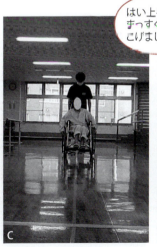
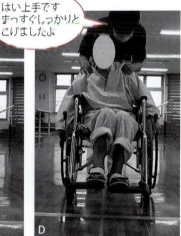

A　15mの赤色のガイドテープ　ゴールの黄色いテープ

図3-86　テープを手がかりとした車椅子駆動練習

若手 「そうすると，10 m程直進できました．」

達人 「ガイドテープが有効に機能したのですね．」

若手 「1回目の目標を10 mに設定して実施すると，もちろん成功しました．次に，2回目の目標を13 mにしました．するとそれも成功しました．そのまま，15 mを3回目の目標にしました．これもまた1回で成功しました．1日の3回の練習で，15 mの直進駆動ができるようになったのです．」

達人 「すばらしい．
次はガイドテープのフェイディングですね．」

若手 「まず，ガイドテープを30 cmずつに刻んで，それを15 mの中に15本貼って実施したいと思います．」

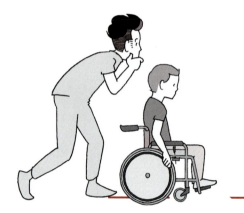

達人 「フェイディングはどうなりましたか？」

若手 「フェイディングの第1段階は問題なくクリアしました．これがその動画です（図3-87, 動画3-77）．」

動画3-77

達人 「うまくいっていますね．この後はどうしたのですか？」

若手 「次はガイドテープ7本で実施しました．これも成功しました．次にガイドテープなしで実施したら，これも成功しました．翌日も同様に，テープ7本から開始し，ガイドなしでも成功しました．3日目にはガイドが何もない状況からスタートしても，15 mの直進駆動が可能でした．」

達人 「それはすごい．
病棟ではどうでしたか？」

動画3-78

若手 「それが，病室から食堂まで問題なく自走できました（図3-88, 動画3-78）．」

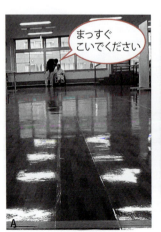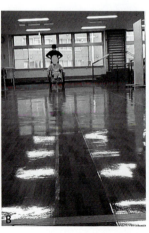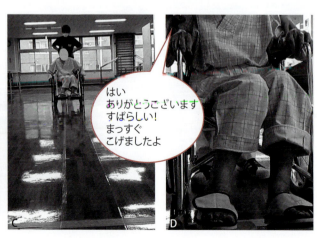

図3-87 テープの手がかりをフェイディングした車椅子駆動練習

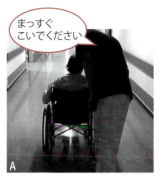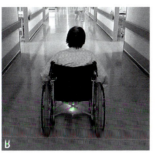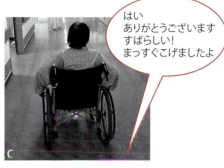

図3-88 病室から食堂までの車椅子駆動

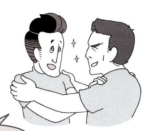

> まとめ
> 車椅子で直進できない認知症患者に対して，プロンプト・フェイディングの技法を用いた介入を実施した．まず，直線テープを手がかりとして直進駆動を練習させた．テープを破線に変更し，さらにそのテープ間隔をあけていくことでフェイディングしていった．これによって，病室から食堂までの自力駆動が可能となった．

付録　拒否的な認知症患者への対応

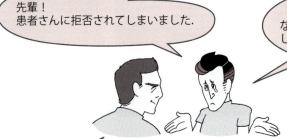

先輩！患者さんに拒否されてしまいました．

重度の認知症があるので，なかなか治療の必要性を理解してもらえないんです．

それじゃ，治療拒否の原因は認知症ということですか？

若手　「そうだと思います．」

達人　「そうなら，認知症が改善しないと治療拒否はなくならないということになります．」

若手　「う〜ん．そう考えると対処方法がありませんね．」

達人　「認知症でない患者さんでも，拒否したり，暴言を発する・暴力をふるったりする方はいます．そう考えると，認知症が原因で拒否などの不適切な行動が起こっているということにはならないと思います．」

若手　「たしかに，認知症だから不適切な行動をするということにはならないですね．逆に，認知症でも不適切な行動をしない方もいますね．」

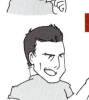

達人　「そのとおりです．どうしても認知症に目がいってしまいがちですが，問題となるのは不適切な行動です．

　認知機能を改善させて不適切な行動を修正しようと考えるよりも，目にみえている不適切な行動を直接改善したほうがより効率的です．」

若手　「しかし，拒否されている場合，どこから介入していいものか皆目見当がつきません．」

達人　「では，一緒にみていきましょう．

　拒否されている患者さんの状況をくわしく教えてください．」

若手　「前任セラピストが担当していた頃から徐々に拒否行動がみられるようになり，前任者の退職に伴い治療中止になっていた方です．今回，ベッドサイドリハの処方で関節可動域練習を再開しましたが，拒否されて治療が進まない状況です．

　現在かろうじて実施できた評価結果ですが，ほとんどが精査困難です（表3-34）．」

若手　「これがベッドサイドでの治療場面です（図3-89，動画3-79）．」

動画 3-79

達人　「たしかに，拒否されてしまっていますね．

　それでは，なぜ『もういい』という拒否発言が出るのか考えてみましょう．いつ『もういい』という発言が出ていますか？」

若手　「『もういい』と拒否する発言は，関節可動域練習を行おうとすると必ず生じています．

　関節可動域練習が苦痛で，それから逃れたいのでしょうか？」

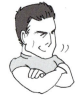

達人　「よい視点ですね．

　患者さんは，関節可動域練習により疼痛などを感じていますか？」

若手　「ほとんど伸張していないのに拒否発言が出ているので，疼痛に起因するとは考えにくいです．」

達人　「そうすると，そもそも関節を動かされることよりもセラピスト自体が嫌悪的な刺激となっているかもしれませんね．」

表3-34 対象者のプロフィール

- 80歳代，男性
- 診断名：多発性脳梗塞
- 検査困難のため運動麻痺，感覚障害，関節可動域，筋力は不明．MMSEも質問に対する回答が得られず，検査困難
- 起居動作は全介助レベル．座位はギャッジアップにて10分程度可能
- FIM：21/126点
- 食事はベッド上でギャッジアップにて全介助で行っている．10〜20分程度かけるが，途中で食べるのをやめるか「もういらない！」と拒否する．トイレはオムツ交換．暴言や暴力は，基本的に身体にふれられるとき（着替えやオムツ交換時）にあるが，人がいないときでも大声や奇声を発することがしばしば認められる

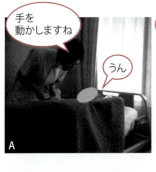 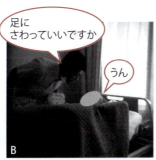 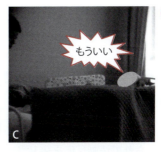 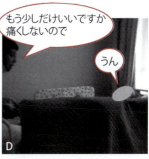
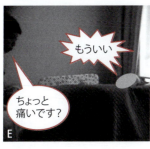 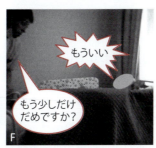 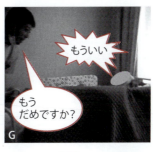 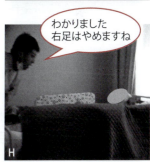
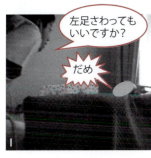 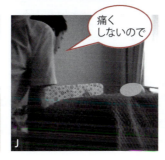 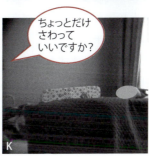 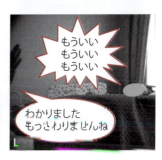

図3-89 介入前の関節可動域練習

達人「今までどのように関節可動域練習を行っていたのでしょう？」

若手「たしかに，前任者がベッドサイドで関節可動域練習をしているときも拒否があったようです．それでも関節可動域練習は行っていたようです．」

達人「そうですか．やはりセラピスト自体が嫌悪的な刺激となっているようですね．」

若手「それはどういうことでしょう？」

達人「関節可動域練習で生じていた疼痛は，患者さんに怒りや緊張，不安といった情動反応を生じさせていたと考えられます．関節可動域練習やセラピスト，ケーシーを着た人などです（図3-90，3-91）．

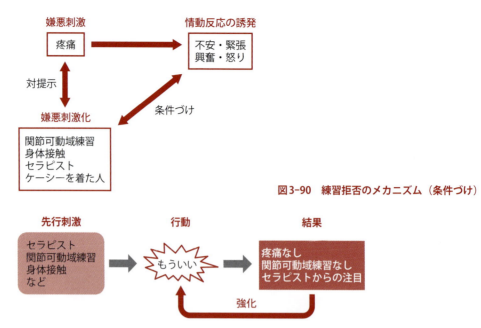

図3-90 練習拒否のメカニズム（条件づけ）

図3-91 練習拒否のメカニズム（回避行動の形成）

達人 「この関係が何度も繰り返された結果，本来情動反応を生じさせる刺激ではなかった刺激が，条件づけられて情動反応を生じさせるようになったのです．
　セラピストが来ただけで緊張や不安状態におかれるため，些細なことでも拒否的な発言を生じるようになります．」

若手 「なるほど．それですぐに『もういい』と言われてしまうのですね．
　それを治す方法はありますか？」

達人 「上肢の関節可動域練習は比較的問題ないようにみえましたが，最初からですか？」

若手 「上肢も最初は拒否的な反応をされていました．でも，コミュニケーションをとりながら何とかさわるところからスタートして，現状のように関節可動域練習ができるようになりました．」

達人 「すばらしい．そこに解決策がありそうです．上肢と同じように進めればいいのです．
　セラピストが来ても悪いことは起こらない．足にさわられても痛いことは起こらない．そういう状況を繰り返します．そうすることで，関節可動域練習やセラピスト，ケーシーを着た人などの刺激を嫌悪的でない刺激に戻していきます．
　もう1つ，自分の言うことに従ってくれる，セラピストが来ると話し相手になってくれるなど，セラピストが来るとよいことがあるという状況を繰り返します．そうすると，セラピストに対する印象が肯定的に変化します．指示にもよく従ってくれるようになります．」

若手 「具体的にはどうやっていけばよいでしょう？」

達人 「関節可動域練習を受けても痛みがない，注目される，会話ができる環境を準備しましょう．それによって，関節可動域練習を受けられる時間を延長していきます（図3-92）．」

若手 「拒否されたらどうしましょう？」

達人 「私たちはどうしても不適切な行動に着目しがちです．不適切な行動があると，何とかそれを修正しようとします．この場合，関節可動域練習の必要性を説明することになります．」

若手 「でもこの方の場合，理解できないので説明しても効果はありませんよね．」

達人 「そのとおり．」

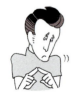

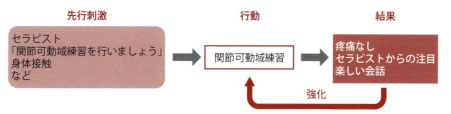

図3-92　新たな介入

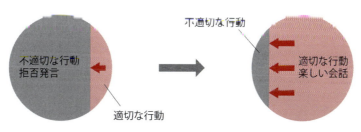

図3-93　問題行動への対応原則
適切な行動が増えると，不適切な行動は減少する関係にある．

「不適切な行動に対する介入の原則は，その行動は無視し，適切な行動を増やすように働きかけることです．適切な行動が増えると不適切な行動は自然と減っていきます（図3-93）．」

達人　「拒否発言をさせないためには，それと対立する行動，この場合はセラピストとの会話を増やしていくようにします．」

若手　「では，コミュニケーションをとりながら関節可動域練習をしたらいいですね！」

達人　「そういうことです．
　コミュニケーションをとりながら関節可動域練習をする際，ベッドをギャッジアップしてセラピストがみえるようにしてください．これにより，コミュニケーションに限らずアイコンタクトなどでも注目をすることができるし，患者さんもセラピストを確認することができます．」

若手　「注目やコミュニケーションは，どの程度の間隔で入れるようにすればよいでしょうか？」

達人　「注目しない状況では，拒否発言が10秒前後で出現しています．したがって，それよりも間隔があかないようにしてください．」

若手　「拒否発言が出たらどうすればよいでしょう？」

達人　「本来は拒否発言が出現せずに関節可動域練習を終了できるとよいのですが，最初は難しいでしょうから，まずは拒否発言が出たらすぐに関節可動域練習を終了してください．」

若手　「わかりました．」

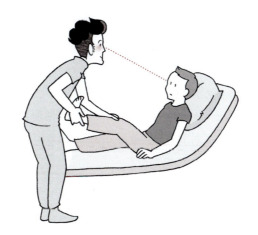

表3-35 下肢関節可動域練習時間，自発的会話数の推移

	練習時間	自発的会話数
ベースライン期	14秒	0回
介入1回目	110秒	1回
介入2回目	150秒	6回
介入3回目	170秒	6回
介入4回目	180秒	10回

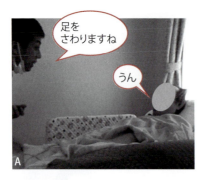
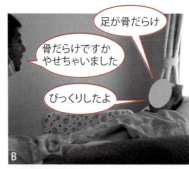
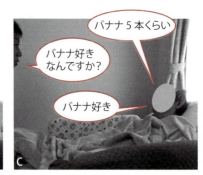
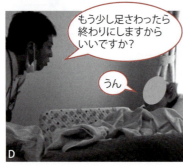
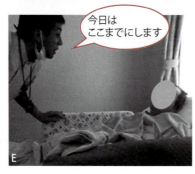

図3-94 介入後の関節可動域練習

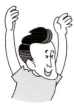

達人　「あれからどうですか？」

若手　「先輩！ 昨日は拒否発言が出ずに終えることができました．練習時間も180秒までのばせました．」

達人　「やりましたね．
　　　経過を教えていただけますか？」

若手　「これが下肢関節可動域練習の実施時間です（表3-35）．介入開始以降，順調にのびてきています．また，拒否的な発言の内容にも変化がみられました．」

達人　「どういった変化でしょう？」

若手　「最初は，『もういい』だったのですが，介入開始後は『ちょっと休ませてください』に変化しました．」

達人　「セラピストに対するイメージが変わってきたのですね．」

若手　「それと，本人からの自発的な会話が増加してきました．これが自発的な会話数の推移です（表3-35）．昨日の練習場面をみてください（図3-94，動画3-80）．」

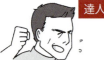

達人　「すばらしい！
　　　たった4回の実践で，よくここまでできました．患者さんとの間で会話が成立しています．患者さんからの積極的な発話も結構みられるようになりましたね．表情もやわらいでいる印象

を受けました.」

若手 「ありがとうございます. これからはどうすればよいですか？」

達人 「通常の関節可動域練習の時間まで延長しましょう. セラピストが来室すると楽しい会話ができる, という介入を継続し, 患者さんのやる気をこのまま高めていきましょう. そうすることで, 座位練習へ結びつけられるようになると思います.」

若手 「ありがとうございました！ このままがんばってみます.」

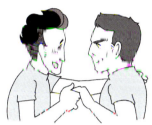

> **まとめ**
> 　関節可動域練習を拒否する問題行動に対して介入した. 問題行動は無視し, 適切な行動（関節可動域練習）に対して強化刺激（理学療法士との会話）を提示した. これによって, 関節可動域練習時間が徐々に延長し, 自発的会話数が増加した. 介入中, 拒否的な言動はみられなくなった.

索　引

あ行

移乗動作　15, 34, 65, 110, 125
移乗練習　110, 125
起き上がり練習　120

か行

回避行動　32, 138
学習性無力感　26
下限閾値　19
課題分析　12, 34, 45, 51, 123
課題分析表　12, 65
活動性の強化　44
技術の問題　15, 16, 23, 37, 73, 132
義足歩行練習　1, 50
逆方向連鎖化　41, 100, 108
強化　27
強化学習　29
強化刺激　43, 70, 76, 123
巨視的　67
拒否行動　136
筋力体重比　19, 23
車椅子駆動練習　116, 131
原因分析　11, 73
嫌悪刺激　52, 136
嫌悪的でない刺激　138
後続刺激の問題　15
口頭指示　12, 23, 31, 45, 65, 75, 100, 112, 120, 121, 125, 127
行動要素　12
行動連鎖化　40

さ行

座位保持練習　8, 81, 85
シェイピング　46, 50, 63
ジェスチャー　31, 68, 75

視覚的プロンプト　31, 37, 132
時間遅延法　36, 68, 104
試行錯誤型学習　27
自己内在型強化刺激　44
社会的強化　44
社会的評価　44
弱化　52
順方向連鎖化　40, 104
情動反応　32, 137
自立閾値　19
身体機能の問題　15, 25, 73, 121
身体的ガイド　31, 37, 50, 56, 88, 93
成功体験　133
先行刺激の問題　15
総課題提示法　41

た行

タッピング　31, 68, 75
段階的難易度設定
　　39, 59, 86, 93, 96, 98, 102, 108, 111, 132
知識の問題　15, 31, 73, 121
中脳ドーパミンニューロン　30
手がかり刺激　29
動機づけの問題　18, 43, 73, 121
動作指導体験　50
トークンエコノミー法　44

な行

認知症　120
寝返り練習　42, 100

は行

箸操作練習　6, 56
パブロフの古典的条件づけ　32
半側空間失認　34, 81, 94, 101, 110, 116
微視的　67

フィードバック　38, 71, 123, 125
フェイディング
　　☞プロンプト・フェイディング
不適切な行動　136
プロンプト　50, 68, 75, 123
プロンプト・フェイディング
　　29, 31, 37, 61, 68, 125, 127, 132
報酬　44
歩行練習　97

ま行

ミニメンタルステート検査　120
無誤学習　26, 31, 51, 90, 104
模擬大腿義足　1, 50
文字教示　31
モデリング　31, 68

や行

指差し　31, 68, 125

ら行

立位保持練習　85, 94
連鎖化　40, 53, 58, 100, 127, 129

欧文

BI（Barthel Index）　65
Catherine Bergego Scale　82
FIM（Functional Independence Measure）　65
MMSE（Mini Mental State Examination）　120
Pusher症状（contraversive pushing）　81, 86, 91, 97, 110
USN（unilateral spatial neglect）　81

あとがき

　驚かれるでしょうが，本書で紹介した患者さんを実際に治療したのは，経験2年目から6年目の若いセラピストです．このことは何を意味するのでしょう．それは，本書にある練習方法が説明可能で，特殊なテクニックやセンスは必要ないということです．

　これらの若手セラピストには，共通した特徴があります．それは，重症患者さんの担当になりたがるということです．上下肢の随意性がまったくない，半側空間失認や注意障害，失語症，認知症が合併しているような対象者です．意思疎通ができない，指示に従ってくれない対象者の方も進んで担当します．なぜそのような若手セラピストが育つのか，不思議ではないですか．読者の皆さんは，さぞかし優秀な若手が，夜遅くまで勉強しているのだと想像されるでしょう．そんなことはありません．彼らはごくふつうの若手たちです．

　違いは臨床での教育方法にあると思います．達人の指導者は，若手セラピストに試行錯誤させたりしません．若手たちは，達人セラピストの治療方法をまねて，教えてもらって治療に挑むだけです．そうすると，重症患者さんが短期間でよくなります（強化刺激）．あるいは指示に従ってくれるようになります（強化刺激）．対象者やその家族から感謝されます（強化刺激）．医師や看護師さんからは一目置かれます（強化刺激）．どんどん治療に対する自信がつきます（強化刺激）．そして，重症患者さんを担当することにやりがいを感じるようになります．

　自分で考え，解決しなければ意味がないと思っている方は多いと思います．そうでしょうか．今回の若手たちは，上手に治療ができるだけではありません．学会発表や論文執筆を進んで行っています．考えなさいと言われなくても，よりよいADL練習方法を探求し続けています．なぜこのようなことができるのでしょう．それは，行動した結果，上述したような強化刺激が生じているためです．動作練習を行うと，成功・上達が体験できる．そうです．患者さんが動作練習に熱心に取り組む原理と同じです．本書をご利用いただき，「効果的なADL練習ができる」という体験を繰り返すことによって，達人セラピストへの道が開かれるはずです．

　最後に，本書の執筆，編集にあたって私に強化刺激を与え続けてくれた南江堂の野村真希子さんと上田美野里さんに心から感謝します．

山﨑　裕司

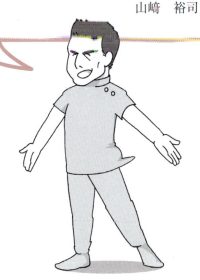

理学療法士・作業療法士のための　できる！ADL練習

2016年6月5日　第1刷発行	編　集　山﨑裕司
2021年1月15日　第2刷発行	発行者　小立健太
	発行所　株式会社　南　江　堂
	〒113-8410　東京都文京区本郷三丁目42番6号
	☎(出版)03-3811-7236　(営業)03-3811-7239
	ホームページ　https://www.nankodo.co.jp/
	印刷・製本　日経印刷
	装丁　BSL

©Nankodo Co., Ltd., 2016

定価は表紙に表示してあります．
落丁・乱丁の場合はお取り替えいたします．
ご意見・お問い合わせはホームページまでお寄せください．

Printed and Bound in Japan
ISBN978-4-524-26579-4

本書の無断複写を禁じます．
JCOPY〈出版者著作権管理機構　委託出版物〉
本書の無断複写は，著作権法上での例外を除き，禁じられています．複写される場合は，そのつど事前に，出版者著作権管理機構（電話 03-5244-5088，FAX 03-5244-5089，e-mail: info@jcopy.or.jp）の許諾を得てください．

本書をスキャン，デジタルデータ化するなどの複製を無許諾で行う行為は，著作権法上での限られた例外（「私的使用のための複製」など）を除き禁じられています．大学，病院，企業などにおいて，内部的に業務上使用する目的で上記の行為を行うことは私的使用には該当せず違法です．また私的使用のためであっても，代行業者等の第三者に依頼して上記の行為を行うことは違法です．